總策劃◎周亞菲
作者群◎李蓓、張坤坤、李廣清

老中醫的養顏秘方

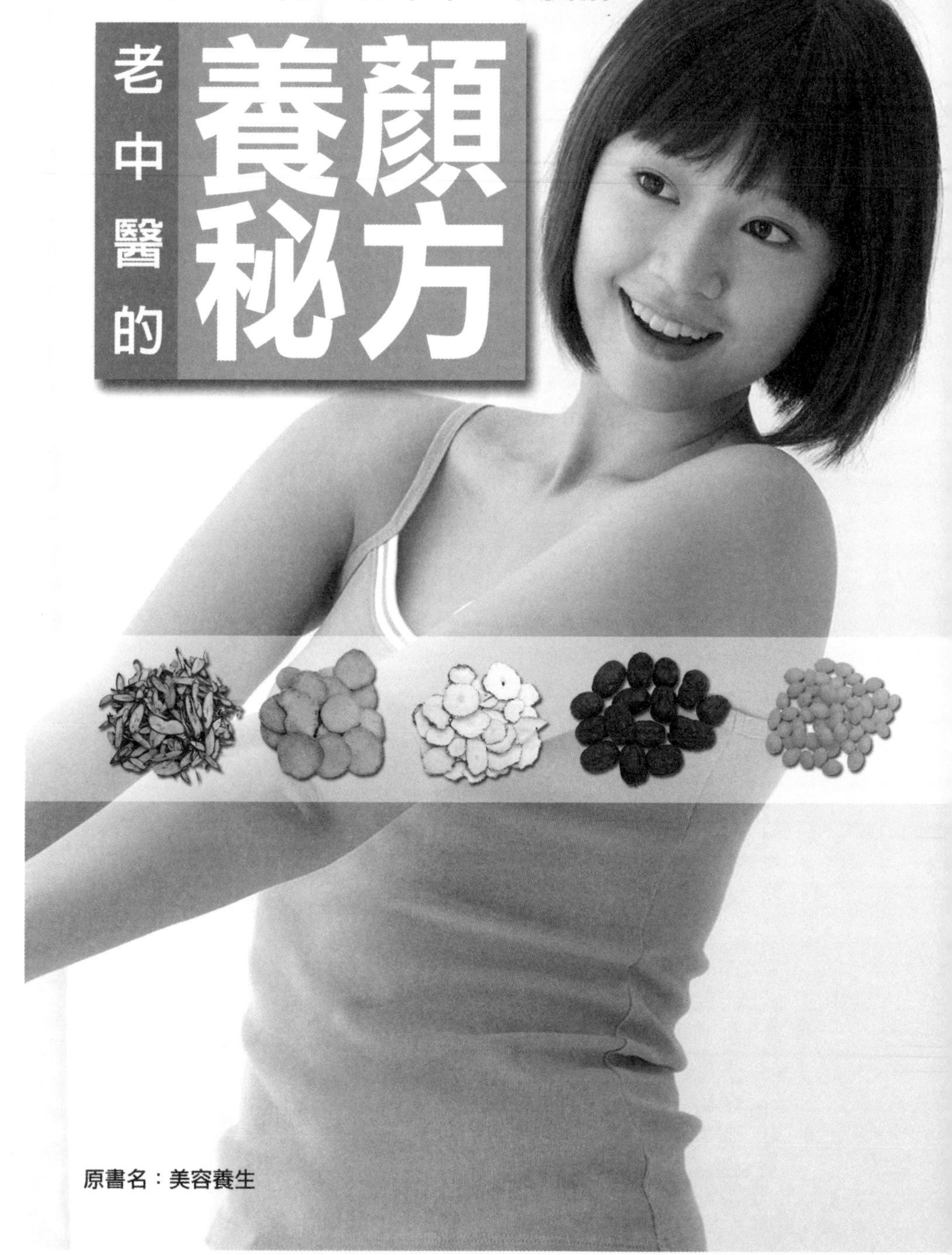

原書名：美容養生

總策劃序

中國傳統中醫學除了運用青草藥物、針灸治療調整人體臟腑經絡平衡之外，尤其注重日常以養生來預防疾病，從而達到健康目的。早在《黃帝內經》中就提出「虛邪賊風，避之有時；恬淡虛無，真氣從之；精神內守，病安從來」的防病觀念。疾病的發生與自然界氣候變化有著非常密切的關係。而病與不病的主要關鍵，卻在於人體虛與不虛。因此預防疾病不僅要避免外來的致病因素，更重要的是如何保養體內正氣，達到養生的目的，形與神俱，終其天年。

調養精神　《素問・陰陽應象大論》說：『「怒傷肝」、「喜傷心」、「思傷脾」、「憂傷肺」、「恐傷腎」。七情過度，精神過用，可以傷神，以至形體損傷。』《素問・上古天真論》云：「外不勞形於事，內無思想之患，以恬愉為務，以自得為功，形體不敝，精神不散，亦可以百數。」要求我們少思寡欲、胸懷寬廣、樂觀，以避免過度的精神刺激，使精神始終保持正常狀態，從而使神明而形安。

適宜的生活規律　《上古天真論》中說：「食飲有節，起居有常。」飲食不節可以傷形，即「形食味……味傷形」；起居失常也可以傷形，即「暮而收拒，無擾筋骨，無見霧露，反此三時，形乃困薄」；房事不節，尤能耗傷精血致形敗神傷。因此我們不可暴飲暴食，過食肥甘厚味，不可房勞過度。要有適宜的生活規律，達到「正氣存內，邪不可乾」。

勞逸適度

《素問・宣明五氣論》中有「久視傷血，久臥傷氣，久立傷骨，久行傷筋」之說，疲勞過度會影響健康。然而，不勞動同樣會影響健康。華佗說：「人體欲得勞動，但不當使極耳。動搖則氣穀得消，血脈流通，病不得生。」說明適當的體力運動，不但能夠鍛煉體格，使精神充沛，而且有預防疾病的積極意義。

除了以上三點外，還有就是避其邪氣，也就是避免外邪對形體的損害。還應運用氣功強身。氣功具有舒利筋骨、強身健體、充實精力的功效，起到正氣存內、精神內守等良好作用。

緣於以上中醫學的核心，我們特別精心規劃了《老中醫不傳的食療秘方》、《想活就要動》、《老中醫不傳的藥膳食譜》、《會吃是學問》、《老中醫的養顏秘方》、《練氣》等書，內容涵蓋了中醫學的所有養生智慧。

這些書不但有科學的實證理論，而且對於身心疾病的預防、治療、保健和功效上皆有諸多的實用價值，更重要的是可以幫助家庭中每個成員在日常生活中輕鬆達到養生防病的目的。

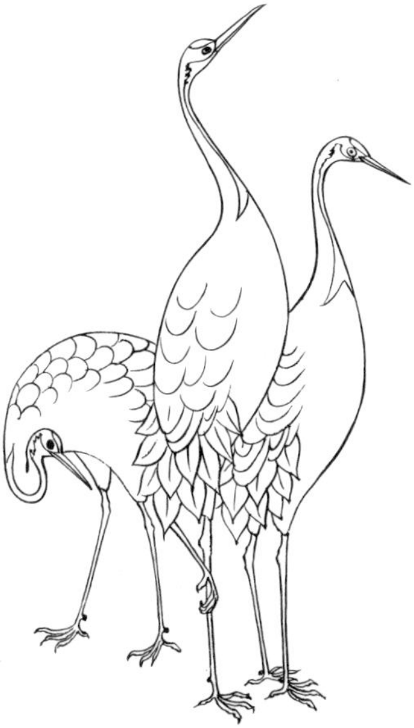

序言

「愛美之心人皆有之」，美容指對臉部、皮膚、毛髮、牙齒、手指等部位的進一步美化，又因美容目的的不同，分為面部美容、護膚美容、醫療美容、整容美容、中醫美容等，而且有傳統醫學特色的，且被數千年的應用所驗證的中醫美容，運用傳統的中醫中藥、針灸、推拿、氣功、飲食、藥膳等多種方法，融合美容、護膚、治療、整容於一體，驗之臨床，施之於人，效果極優，延及至今，仍具有很大的實用價值，不愧是我國文化寶庫中的一朵奇葩。我國現存的第一部理論專著《黃帝內經》奠定了中國藥學理論體系的基礎，也同樣為中醫美容學的發展奠定了理論依據。以臉部美容為例，《黃帝內經》從經絡學說、氣血學說、臟腑學說等方面闡明了面部是臟腑氣血上注之處，臟腑經絡的病變和氣血的盛衰又可透過臉部變化反映出來，可以說顏面是反映機體健康情況的一個窗口，要想延緩容顏、永保青春，就必須增強五臟六腑、陰陽氣血的功能。中醫美容藥品及化妝品在唐代就已得到普遍的運用。孫思邈在《備急千金要方》、《千金翼方》中闢有「面病」、「婦人面藥」、「令身香」、「生髮黑髮」等專門章節，共收載美容方百餘首，還收載了彭祖導引法可以悅澤駐顏，提示氣功美容法在當時已經問世。到了清朝，美容用品和藥劑又有新的發展，《醫宗金鑒》外科心法，記載了很多皮膚美容的方法及治療皮膚病的藥物，如以水晶膏治黑痣，李時珍正容散治雀斑等。

美容養生的目的是青春永駐、延緩衰老。而達此目的，必須以整體觀點作為中醫美容的指導思想，還須注意藥補、食療對美容的影響，重視精神養生、起居養生、運動養生等對美容的作用。中國古代養生家正是在內外合一，防治結合的原則指導下，從一切食物、藥物的性能，及針灸、按摩、氣功的效應出發，將中國的理論知識和美容特有的方法及經驗相結合，這些方法和內容不僅在過去對人類社會的發展作出了貢獻，而且隨著中醫美容熱潮的方興未艾，無論是現在還是未來，都將有巨大的應用價值和研究前景。

目錄

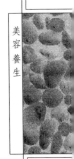

（本書列舉中醫專業術語共二十個，於書頁二一二至二一八頁，以提供讀者參考、查閱）

1 顏面美容

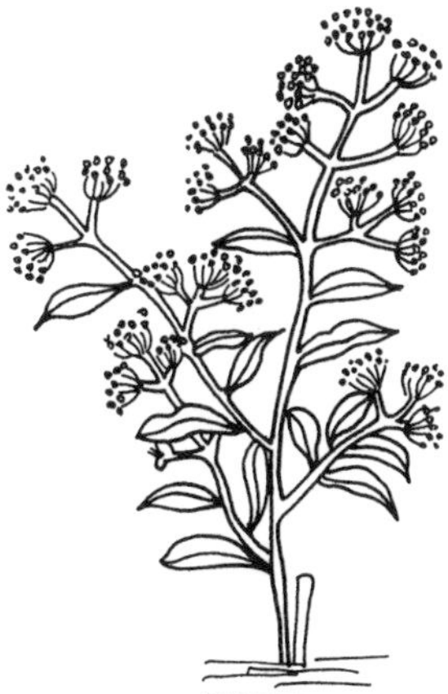

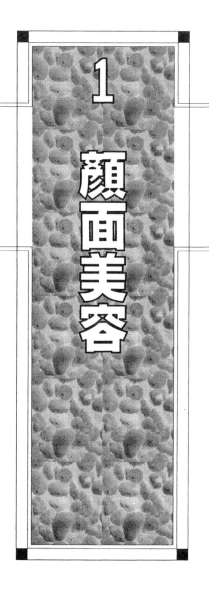

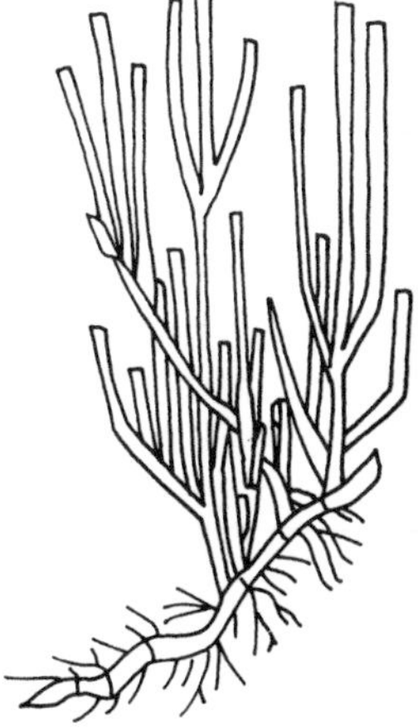

容顏衰老，求本溯源

「氣由臟發，色隨氣華」

早在《黃帝內經》中就載「十二經脈，三百六十五絡，其血氣皆上注於面而走空竅」。《四診抉微》提出「氣由臟發，色隨氣華」說明人體氣血津液的旺盛與否，都能在面部表現出來。而一張神采飛揚、青春煥發的臉不僅對健康，同時對美容來說，都具有重大意義。

臉部皮膚很容易受到傷害

從組織學的角度來看，人的皮膚由表皮、真皮和皮下組織三部分構成。表皮衍生出各種腺體，真皮中含有大量的膠原纖維和彈性纖維，它們共同作用的結果，使我們的皮膚榮潤、光澤、富有彈性。但是，如果受到各種不利的外界因素影響，破壞了皮膚中的腺體和膠原、彈性纖維，皮膚就會呈現出各種病理狀態，大大影響了美觀。

在我們的皮膚中，臉部皮膚的表皮比較薄，所以，皮膚的變化在臉部的表現尤為顯著，再加上臉面直接暴露在外，更容易受到環境的影響，所以，臉自然而然的成為美容的首要部位。

◆歲月流逝，容顏衰老

我們的皮膚隨著年齡的生長不斷發生變化。嬰幼兒時期，皮膚結構發育不完全，顯得嬌嫩幼稚。到了青少年時期，皮膚逐漸發育完整，具備了完好的結構和健全的功能，看上去紅潤平滑而具有光澤。然而，隨著青春逝去，人的機體逐漸老化，皮膚中的腺體萎縮、分泌減少，彈性纖維和膠原纖維分子斷裂、分解，皮下脂肪逐漸減少，皮膚隨之衰老，變得乾燥、粗硬、失去彈性，從而產生了皺紋。

◇不良習慣，加深皺紋

正常的表情動作，幫助我們鍛鍊臉部表情肌，促進臉部血液循環，物質代謝，維持臉部神經、脂肪組織以及臉部皮膚的健康狀態，使我們容光煥發，青春常駐。

然而一些不良的臉部動作和習慣姿勢，則會影響臉部組織的正常生理活動，加速它們的老化。例如吮手指、啃指甲、咬筆桿、咬下唇等動作，會引起臉部肌肉皮膚的支架——牙和牙弓的畸型。

又如用嘴呼吸和用單側牙咀嚼食物，會造成臉部肌肉的畸型，這些畸型都可能加深臉部皺紋。再如皺眉、噘嘴、托腮、眯眼等動作，更會有直接加深面部皺紋線條。所有這些不良習慣，都是造成我們未老先衰的原因之一。

◆陽光曝曬，有損容顏

適量的陽光照射，會令我們的皮膚健康漂亮。然而，陽光中的紫外線對真皮中的膠原纖維和彈性纖維具有破壞作用。一旦積累照射會分解彈性膠原分子，使之變性，失去彈性。同時，強烈的陽光照射，必然刺激我們眯起雙眼。眯眼，也是加深皺紋的重要因素之一。所以我們應該享受適度的陽光照射，避免烈日下的曝曬。

◆吸煙，皮膚提早蒼老

眾所周知，吸煙危害人體健康。大量吸煙，相當於攝入大量的尼古丁，可以導致肺癌、慢性支氣管炎、高血壓、冠心病等不治之症。然而吸煙對美容的危害，還不被我們周圍的大多數人所了解。

首先，吸煙動作，是臉部肌肉的異常動作，很不利於臉部各組織的正常生理活動，容易導致皺紋的出現。更重要的是煙草中含有大量的尼古丁等有害物質，具有收縮血管的作用，造成血液流動障礙，影響了皮膚的新陳代謝，使皮膚容易衰老。抽煙時，吐出吸入的煙霧中，含有的一氧化碳，很容易和血液中的血紅蛋白結合，使血紅蛋白運輸氧的能力降低，導致臉部皮膚失養，容顏蒼老。

◇起居無節，容顏加速衰老

「起居有節」，是自古以來人們最注重的養生、養顏方法之一。正確的睡眠姿勢加上充足的睡眠時間，可以維持皮膚旺盛的新陳代謝，使我們精力充沛、容光煥發。反之，不良的睡眠姿勢和睡眠不足則會破壞皮膚組織，使皮膚鬆弛，魚尾紋、抬頭紋等就會隨之悄悄出現，使我們精神不振，未老先衰。

潔面養顏兩相宜

◇洗臉，美容的第一步

洗臉不僅可以祛除附著在臉部的灰塵、細菌、有害物質以及皮膚的代謝產物，更是美容中重要的第一步。

每天早晚各洗一次臉，除了可以清潔臉部，保持皮膚滑嫩，祛除死皮，促進皮膚新陳代謝外，還能刺激臉部穴位，調節血液循環，達到全身保健的作用。

◇清潔顏面，用水講究

＊洗臉的水溫不應過冷或過熱，在攝氏30度～40度之間為宜。

有的人喜歡用冷水洗臉，但是，用冷水洗臉雖然在某種程度上有利於健康，卻極不利於美容。因為用冷水洗臉，很難洗乾淨臉部過剩的油脂和污垢，還會令皮膚乾燥。

用溫度很高的水洗臉，會覺得非常舒服。但太熱的水會使皮膚鬆弛，而導致皮膚早衰，出現皺紋。

用和體溫相近的溫水洗臉，則易於分解皮脂，祛除污垢，使皮膚徹底清潔。

＊洗臉水不僅要水溫適宜，水質也很重要。

一般說來，用於洗臉的水最好是自來水、雨水等水質較軟的水。河水、井水等最好煮開後再用來洗臉。因為這些水中礦物質含量比較高，直接用來洗臉，會令皮膚乾燥緊繃。

洗臉時，在洗臉水中放入用中藥女貞子3g開水泡後的藥汁，或是加一片維生素C，持之以恆，可以達到使皮膚細膩柔潤、減少皺紋的目的。

◆洗臉要注意，慎用潔膚品

為了更有效的清潔臉部的污垢，我們洗臉時通常都需要用肥皂、洗面乳等潔膚用品。在選擇這類潔膚劑的時候，切忌使用洗衣肥皂、洗衣粉之類強鹹性的物品，因為鹼性強的東西會洗去皮膚表面的保護膜。

在選擇潔面乳時也應注意，不要用含有細小微粒的磨砂洗面乳。磨砂洗面乳的最初發明，是受到清潔廚房的去污劑的啟迪。含有微粒的去污劑，可以使被清洗過的用品產生明亮透澈的反光，顯得煥然一新。然而皮膚卻非廚房用品，很容易受到損傷。

用力磨擦固然能夠去除臉部的深層污垢，但同時也洗去了皮膚表層的角質。由於磨砂微粒的刺激，也容易產生臉部雀斑。

所以，洗臉時，要慎重選擇潔膚用品，千萬不要馬虎從事。

註：在各大超市，有各種廠牌的洗臉用品，讀者可選擇適宜自己的PH值使用。

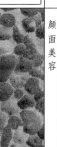

◇香皂洗臉，因人而異

使用香皂清潔臉部，也應該因人而異。乾性皮膚的人應儘量避免使用肥皂，或用中性含油脂較多的香皂洗臉。否則，久而久之，會令皮膚越發乾燥，甚至脫皮、打皺。皮膚油性較大的人，可以用偏鹼性、去油垢作用較強的香皂，以保持臉容的清爽、潔淨。

通常，青年人由於生命活動旺盛，代謝迅速，皮膚分泌物較多，所以皮膚大多為中性或油性，就比較適合用偏鹼性的香皂。而老年人皮膚大多乾枯，嬰幼兒皮膚細嫩，就不能用鹼性香皂來洗臉，只適宜用性質溫和的中性香皂，減少刺激。

另外，不論什麼樣的皮膚，都要注意一點，不能把肥皂塗抹在毛巾上擦洗臉部，只能用手抹取少量香皂，搓出泡沫後擦抹在臉上，稍稍停留一段時間後，用清水洗去，再用毛巾輕輕拍乾。

◆洗臉養顏，循下而上

通常人們是由一側臉向上再轉向另一側下，打著圈轉行洗臉的，其實，這種洗臉方法是不科學的。因為我們臉面部的血液循環是由下而上的。長此以往使用這種錯誤的洗臉方法，會影響臉部的氣血流通，致使皮膚鬆弛，同時產生一些細碎的皺紋和斑痕。

要想保持容顏不老，掌握正確的洗臉方法十分必要。我們洗臉應該順應臉部血流、經絡、肌肉、神經等的走向，具體方向是這樣的：雙手托住毛巾，以兩側面頰下方，同時向上，由內側鼻翼兩邊向外側兩耳際打圈，稍稍用力，以面頰覺得微熱為宜。這樣洗臉，可以減緩皮膚的衰老過程，常保皮膚的柔嫩。

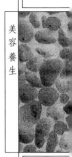

粉白黛黑施芳澤

◆臉部化妝，歷史悠久

愛美之心，人皆有之。為了使自己更加漂亮，化妝，便成為我們生活中最常見的一種美容手段。

追溯歷史，以遙遠的原始時代開始，人類就懂得了美的意義。新石器時代的原始人類，就開始將花、葉、土、石等的天然色彩塗抹在臉上、身上，來妝飾美化自己。隨著歷史的變遷，社會的進步，人們對美的要求越來越高。我國古代，早在夏商時期，宮廷中就有將中藥紅蘭花搗汁，用來染面頰、指甲，這可能就是最早的胭脂和指甲油了。

春秋戰國時期，宮廷中的女子開始用黛來化妝，有了粉黛、胭脂、眉墨、蘭膏等化妝品。到了隋唐時期，化妝術已經十分盛行，出現了梅花妝、曉妝、紅妝等各種各樣的化妝方式。總之，化妝術越來越精細，趨於完美。

◇三分相貌，七分打扮

天生麗質的容貌，當然令人羨慕。然而，長相美是由父母的遺傳因素決定的，誰也無法改變。但是，容貌美卻是綜合性的，除了姣好的長相外，氣質、談吐、舉止，也是相當重要的。俗話說：紅花還要綠葉襯。有的人雖然容貌欠佳，但是可以透過化妝來彌補臉上的缺陷，配上高雅的氣質，大方的談吐和得體的舉止，一樣可以稱得上容貌較美。

其中，得體的化妝是相當重要的。透過化妝，可以遮蓋某些缺陷，使年輕人姿彩照人，中年人容光煥發，老年人恢復青春。另外，天然化妝品可以滋養肌膚。中醫學認為，皮膚明潤為佳。透過一些化妝品的滋潤保養，使得臉部肌膚光潔潤滑，會使整張面龐看上去清爽怡人。

濃妝淡抹總相宜

由於年齡、職業、相貌和所處場合的不同，化妝，對於每個人的意義也都不相同。所以，進行美容化妝時，應該根據自身特點，掌握好分寸。一般說來，年輕人化妝，可以鮮明艷麗些，煥發出青春活力；而中老年人化妝，則該儘量避免濃妝艷抹，應以樸素自然為應掌握的原則，同時注意皮膚的營養。

在日常生活中，妝扮要與周圍環境相協調。在出席婚禮宴會或其它一些社交場合時，可以把妝化得濃些，以顯得莊重、艷麗，但在平時，就應該力求自然。化妝，僅僅是為了彌補不足，增強自然美。

美容卸妝明要領

◇卸妝，是面部美容的重要一環

化妝，在美容中是十分重要的，同時，卸妝從某種意義上對美容說來，比化妝還要重要。

及時的卸妝，有利於面部的皮膚進行呼吸，促進皮膚分子的新陳代謝，使皮膚常保新鮮、光澤，是面部美容不可缺少的環節。

◇卸妝延時，危害美容

現在，許多化妝品都是化學製劑，或多或少地含有有害物質不同程度地損傷皮膚。此外，幾乎所有的化妝品，都有減退皮膚新陳代謝功能的缺點。所以，化妝品不能過久地留在臉上，特別是在夜間。

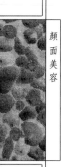

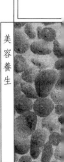

晚上臨睡前不卸妝，不僅不衛生，而且臉上的殘妝會堵塞毛孔，形成粉刺，長時間不去，會患皮炎或毛囊炎，對美容是極大的危害。

◇卸妝方法面面觀

卸妝的第一步，是要選擇一種適合自己的淨面霜來幫助袪除臉上的化妝品。

卸妝的具體方法如下：

＊塗眼影　閉起雙眼，用棉球蘸取適量的淨面霜，輕輕塗抹在眼瞼上，然後按照從上到下，由內至外的次序，抹掉眼影。

＊洗睫毛　滴一滴麻油在睫毛刷上，先閉起眼睛，從睫毛根部向下刷再睜開眼睛，從睫毛梢向上刷，重覆數次，再用溫水洗清，可以徹底洗掉睫毛上的睫毛膏。

＊袪胭脂　將淨面霜用棉球均勻地敷於面部，然後輕輕打圈，直到清掉所有殘留的胭脂為止。

＊除口紅　普通唇膏用淨面霜就可以擦去。如果你的唇膏難以擦去，可以用棉球蘸一些食醋，敷在嘴唇上，片刻之後，就可以輕而易舉地擦去唇上的口紅了。

最後再用色皂或洗面奶將整個面部清洗一遍，用溫水洗清再用冷毛巾敷面約一分鐘，收縮毛孔，接著塗上營養霜就可以了。

禁忌明瞭，美容無憂

◇施脂抹粉忌諱多

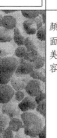

＊忌諱膚色選粉底　施脂抹粉是常見的化妝方法，看似簡單，但是其中卻有許多講究。其中最忌諱的一條就是膚色與粉色相差太遠，所以在選擇粉底時，要特別注意它是不是與自己的皮膚顏色相協調，切不可一味追求膚白的效果而選擇與自己膚色相差太遠的顏色，那樣做會使你的臉看上

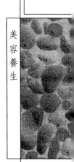

去很假，像副面具，一點都不美。

＊粉底施面忌過厚 粉底抹在臉上，可以遮蓋瑕疵，調和膚色，但是，抹粉底切忌過厚。因為粉底具有收斂作用，能夠吸收皮膚中的水份，如果粉底抹得太厚，一方面加強了它的收斂作用，另一方面阻塞了毛孔，影響皮膚的正常呼吸。如果你的臉上有皺紋，那就更不能抹上厚厚的粉底了，因為那樣，會使皺紋加深，加速皮膚老化。

＊唇膏忌代腮紅用 在一些集體演出中，化妝師常常是非專業的，他們常用口紅來代替腮紅進行化妝，一則為了省事，二來可以加深化妝效果。其實，這樣做是非常有害的。在日常生活中更不能用口紅來代替腮紅，因為嘴唇的皮膚是人體中耐受性最強的，它表面緻密，能夠承受各類刺激，包括口紅中的各種有害物質，而面頰上的皮膚則沒有這種功能，為了防止雀斑或其他皮膚疾病的產生，還是不要用口紅代替腮紅來用。

◆輕擦慢抹，呵護肌膚

有些人在化妝時，不論是擦化妝水，還是抹粉底，都非常用力，這是美容的大忌。人的表皮只有○・二公釐的厚度，如果上妝時像要清除臉上的污垢一樣用水揉擦，很容易損傷皮膚，造成皮膚的凹凸不平，甚至產生疾病。用指腹蘸取化妝水和粉底，輕輕在臉上揉擦開才是養護肌膚的正確方法。

◆皮膚有疾病，更應識禁忌

有的人，特別是油性皮膚的人，臉上常生粉刺，影響皮膚健美。如果生了粉刺，不用太顧慮，只要明白禁忌，保持良好的睡眠，粉刺會很快地自行消失。

生粉刺忌食刺激性食物，比如辣椒、咖啡等等。因為這些刺激性食物作用於血管，使血流速度加快，令血液循環中的代謝產物會更快更多地分

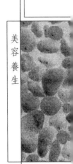

泌出來，在臉部，這些分泌物會導致粉刺更加嚴重，難以癒合。

粉刺忌用手擠捏。有的人為了想使粉刺早點好，就用手捏擠粉刺，排出其中的膿液，這樣做是錯誤的，是粉刺患者的大忌。如果粉刺成熟，如有必要擠出其中的膿液，應該用消毒後的細針，輕輕挑破粉刺上的表皮，用乾淨棉球吸去膿液，切勿讓膿液流到周圍好的皮膚上，以防傳染，再塗上少許消炎膏預防感染。但如果不是非擠不可的，就不要輕易去擠粉刺。

粉刺患者忌過頻使用肥皂洗臉。生粉刺的人大多是油性皮膚的人，有人認為只要經常使用香皂洗去臉上多餘的油脂就能預防粉刺的生成，治癒已生出的粉刺，這種想法是錯誤的。

皮膚表面有一層天然保護膜——皮脂膜，洗臉後皮脂膜需要2～3個小時才能重新生成，而且為了生成新的皮脂膜，皮脂腺處於不斷運動狀態，這樣洗臉越勤油脂分泌就越多，臉部就越黏膩，形成惡性循環。所以，粉刺患者不能每天頻繁地洗臉，至多不能超過4次。

臉部青春痘影響美觀。但如果臉上生了青春痘則不能為求快好而強行排擠膿血，這樣做欲速則不達，反而會使瘡口化膿感染，形成更大的糜爛區。尤其在被醫學上稱為「三角區」的鼻根與口角的區域內生有青春痘，更不能隨便擠壓排膿，因為這一區域內血管異常豐富，圍繞在口唇鼻翼周圍的分支很多，弄不好，就會使青春痘中的細菌或毒素進入血液循環，引起更為嚴重的疾病。

◆乾性皮膚忌曝曬

乾性皮膚的人往往膚色較白，潔淨美觀。但乾性皮膚非常嬌嫩經不起風吹日曬，受不了外界的刺激。當日曬過多的時候，皮膚就會泛紅、灼痛，或是吃了刺激性的食物，皮膚上會出現大塊的紅疹。所以乾性皮膚的人要注意防止日光曝曬，平時可以用些油質化妝品護膚。

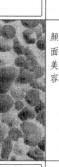

◆油性皮膚忌化妝

油性皮膚的人往往膚色較深，經得起風吹日曬，皮膚正常時，有一種健康美。但是油性皮膚的人皮脂腺分泌旺盛，極易吸附污垢，導致皮膚常生出粉刺和青春痘，而化妝品中或多或少地含有一些對皮膚有害的重金屬粒子，容易通過毛孔進入皮膚。

此外，濃妝會阻塞毛孔，使油脂不易排泄，是誘發粉刺和青春痘的原因之一。所以，油脂性皮膚的人應該少化妝或禁忌化妝。另外，本來已是油脂旺盛的皮膚也不要使用油性高的潤膚劑。

2 護膚美容

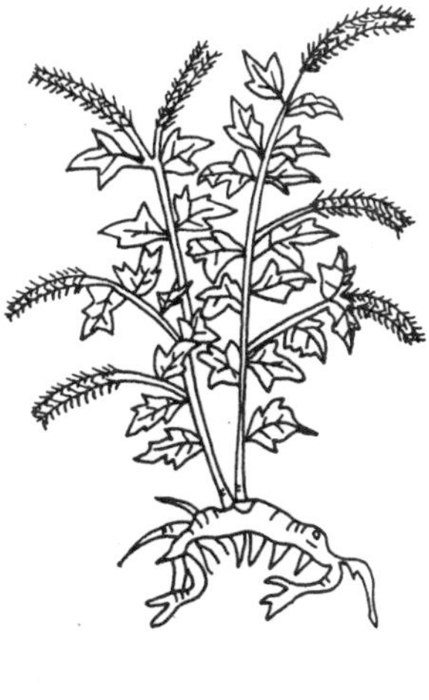

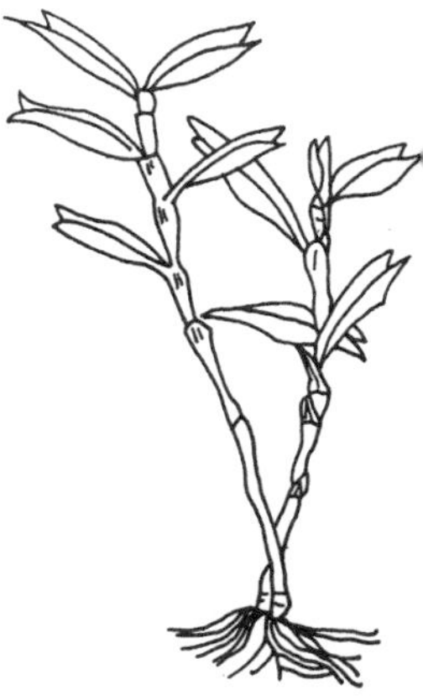

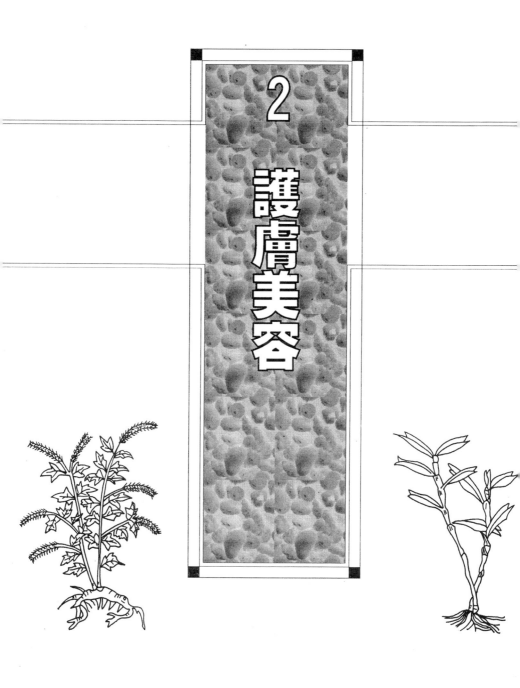

護膚需因「膚」制宜

◆人類皮膚類型有三種

人的皮膚類型是由人體皮脂腺分泌皮脂的多少來決定的。皮脂在皮膚表面形成了一層保護膜，但同時也是粉刺、青春痘等損容疾病產生的原因。皮脂腺分泌旺盛的人，皮膚表面油膩，稱為油性皮膚，容易患粉刺；皮脂腺分泌缺乏的人，皮膚表面乾燥易裂，稱為乾性皮膚，不會患粉刺；皮脂分泌量適中的人，皮膚往往健康潤滑，不容易生病，稱為平衡性皮膚。

還有一種綜合性皮膚，在某些部位皮脂腺分泌旺盛，比如額角、鼻子、下頜，而有些部位則缺乏，如面頰、髮際等，從而導致有的部位皮膚油膩易生青春痘，有的部位皮膚乾燥，容易皺裂，這樣的皮膚更要注意保養。

◇油性皮膚戒油膩

油性皮膚保養的關鍵是要戒除油膩，無論是飲食還是外用的肥皂或潤膚品都應選擇油脂含量少或者乾脆不含油脂的。

＊飲食宜清淡　油性皮膚人的食譜，應該多一些蔬菜，尤其對臉部已經患有粉刺或青春痘的人來說，飲食中應該去掉辣椒、咖啡、煙、酒等刺激性大的食物，甚至連茶也應該儘量少喝。最好用礦泉水、果汁、蔬菜汁等做為日常飲品，這樣對臉部油份過高有良好的抑制作用。

＊心情應舒暢　油性皮膚的人更應該注意保持舒暢的心情，因為情緒是否舒暢，對人體內分泌系統的影響很大，如果長期抑鬱寡歡，會使內分泌紊亂，使皮脂腺更加活躍，分泌量增大。

＊適合油性皮膚的天然潤膚劑　玫瑰花水，將新鮮的玫瑰花瓣浸泡在少量水中煎湯可得，最有爽膚的作用，是油性皮膚者最好的清洗劑。利用各種蔬菜瓜果和乳製品還可以配製一些潤膚劑。比如用2個檸檬擠出的汁

液調入蜂蜜用來敷臉，或用胡蘿蔔汁拌入適量的酸奶塗臉等等，留在臉上一段時間後再用玫瑰花水清洗掉。可以起到減少臉部油脂，營養皮膚潤澤容顏的作用。

◆乾性皮膚重呵護

乾性皮膚的性質與油性皮膚相反，皮膚非常嬌嫩，需要補充油脂來加以保護。

＊乾性皮膚要防止水份蒸發

由於乾性皮膚表面缺少油脂保護，所以皮膚水份容易喪失，經不起風吹、日曬，所以在進行乾性皮膚的護理時，最主要的就是及時補充皮膚營養，防止水份蒸發。

＊適合乾性皮膚的天然潤膚劑

適合乾性皮膚的潤膚劑需要含油脂豐富，可以用杏仁油、花生油或蔴油等植物油脂加入白蠟、羊脂等調合成油霜，用來塗抹臉部，無需清洗，便可以在皮膚的表層形成一層人工的保護膜。

◆中性皮膚防轉變

中性皮膚健康美麗是人類的理想皮膚，但是如果保養失宜，中性皮膚也會向油性或乾性的方向上轉變。為了防止這種轉變，我們更應該珍惜保養皮膚。

＊飲食調養要均衡 中性皮膚者的食譜應該是多樣化的，以保證均衡的營養，使皮膚常保平滑、細膩，富於彈性。同時要戒除吸煙等壞習慣，這樣對皮膚的保養有利無弊。

＊適合中性皮膚的天然潤膚劑 蜂蜜、蛋清、牛奶、水果等營養豐富的食物用來外敷，都可以收到良好的護膚、潤膚效果，可有效地延緩面容的衰老，防止皮膚向乾性的方向上轉化。

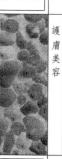

美容保春，夜間治本

◇晝美容，夜護膚

我們常常在清晨起床後注重皮膚的清潔、保養和化妝。每天起床，總是不會忘記認真地洗臉，抹上護膚霜，再仔細地化上妝，給新的一天帶來生機和活力。然而，早晨的梳妝打扮固然能帶給人一種煥然一新的氣象，令人增添美感。但是，當青春逝去，皮膚就會隨之衰老，失去彈性，再多的化妝品也遮掩不住悄悄滋生且日益增多的皺紋和臉部的各種色斑；再精心梳理也保護不了一天天日漸凋零稀疏的頭髮。

如果你在每天早上注意美容化妝的同時，也注意每天臨睡前的肌膚保養，保持夜間皮膚的營養，將會抹去歲月印下的烙印，延緩肌膚的衰老，青春美麗將不再是個夢。

◆夜間養膚，美容之本

中醫認為，人順天而生，必須適應自然的種種變化，如四季變遷，晝夜更替等。人的機體和皮膚會隨著自然的各種變化而發生相應的變化。從四季來說，春天，萬物初生，氣血調和，肌膚嬌嫩；夏天，烈日暴戾，汗孔開泄，散發出體內的熱量；秋天，空氣乾燥，汗液微出，滋潤皮膚；冬天，汗孔緊閉，保持體溫。

就晝夜來說，白天衛氣主表，夜晚營氣①主表。衛氣②固密肌表，防御外邪；營氣滋養肌膚，潤澤皮毛。所以，白天化妝護膚是固表防邪的治標之法，夜間養膚才是滋膚護膚的美容之本。

◆「吃一夜不如睡一夜」

人的一生有三分之一的時間用來睡眠，人體的精力和各組織器官的功能在睡眠的過程中得到恢復，人的皮膚在經受了白天的風吹日曬和塵埃細菌的損害後，也在睡眠過程中得到充分的補養和休息。

白天裡，人體所吸收的營養物質大部份供應給大腦、肌肉、臟腑等組織器官以維持人體正常的生命活動，在這一營養輸送過程中，皮膚組織獲得了少量的營養物質，以維持皮膚所執行的防禦、控溫、感覺等等生命機能，皮膚沒有多餘的足以保證它們健康美麗的養料。

然而夜間的情況就不同了，在夜間，人體供應給大腦或其他組織的氣血津液大約是白天的四分之一，同時供應給皮膚的營養物質相對增加，使人的容顏得到充分濡養、恢復滋潤、富於彈性的良好狀況。所以，俗話說「吃一夜不如睡一夜」。夜間充足的睡眠，是白天精力旺盛、神采飛揚的保証，也是滋膚護膚的必要措施。

◇夜間護膚，方法種種

如上所述，夜間是護膚美容的最佳時刻。我們可以在臨睡前進行按摩、針灸、氣功，保證夜間氣血暢通，更好地營養顏面，也可以在睡前食用一些具有美容作用的食品、藥物，為夜間的肌膚提供充足的營養。

作好夜間護膚，會令肌膚青春長在，煥發光彩。

四季變遷，護膚有別

◇冬不欲極溫，夏不欲窮涼

大醫學家孫思邈養生有方，年逾百歲，「冬不欲極溫，夏不欲窮涼」，是他所提倡的一條重要的養生原則。這條原則對於我們皮膚的保養也是很有意義的。他認為在季節變化的過程中，不能過多違背自然規律，應順其自然適應季節的變化，而選擇相應的養顏、護膚的方法，才能真正對皮膚有益。

◆春不宜吹風

根據中醫陰陽消長理論，由冬至春為陰消陽長之季，天地陽氣也逐漸增長。現代生理學認為，春天裡，人體的新陳代謝活動經過一個冬天的伏蟄，開始旺盛起來，體內的荷爾蒙作用變得活躍，所以皮膚活力開始增強，顯得紅潤光澤，這時的皮膚比較嬌嫩。

春風乾燥，再加上夾有花粉、煙塵等物質，很容易吹乾皮膚表層水份，使皮膚粗糙搔癢、出水、紅疹、紅斑甚至脫皮。所以春天護膚應該特別注重及時補充增加皮膚水分，保持皮膚乾淨爽潔。對於乾性皮膚的人，應該儘量避免吹風。適當擦些油性護膚品，對防止皮膚發生疾病很有益處。

◆夏最忌貪涼

夏季是人體陽氣最為旺盛的時節，加上烈日當空，天氣濕熱，暑濕之邪往往圍繞人體，影響健康，直接損害到皮膚美容。

夏季皮脂腺、汗腺分泌旺盛，皮膚表面常常粘膩不清，油脂比較豐富，很容易沾染灰塵，也給微生物生長提供了良好環境。所以，除了防曬外，夏季護膚的重點是保持皮膚清潔，常常清洗皮膚，尤其是外出歸來之後，要立即洗臉或洗澡。

為了涼快，常常有人喜歡用涼水洗澡洗臉，並把水留在身上不擦乾，或者用風扇將身上的汗珠吹乾。這些對皮膚是有害的。如果過多水分留在皮膚表面，會影響到皮膚呼吸和自身水份蒸發，抑制汗液排出體表，長此以往，皮膚表面會發生紅疹、痱子等各種疾病，大大有礙皮膚的美觀。

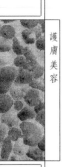

◆秋須防乾燥

秋天是一年中的黃金季節，然而，從保養皮膚的角度來說，秋季，是皮膚病的多發季節。每逢秋風蕭瑟的季節，天氣往往乾燥少雨，這時的皮膚彈性減退，燥裂起皺，所以秋季護膚的關鍵是潤膚防燥。

防止皮膚的乾燥可以用調整飲食的方法，秋季適宜吃些我們通常所說

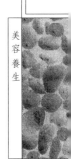

的涼性食物，比如青菜、香蕉等，少吃像辣椒、蒜頭、橘子一類燥性食物。

另外，潤膚油和潤唇膏是秋天必不可少的護膚品，是防止皮膚、口唇燥裂的好方法之一。

◆冬不必防曬

在夏天，我們要避免陽光的直接照射，防止紫外線射傷皮膚，生成斑點。而冬天的日光是一年中最溫和的，冬天多曬太陽，不僅不會損傷皮膚，反而有助於鍛鍊皮膚，使之更加健美。

適量的紫外線照射可以增加皮膚的抗病能力，並能促進生成黑色素，達到保護皮膚的作用。在冬季，不要一味地待在火爐旁防寒保暖，適當的戶外活動可以令皮膚的適應性增強，具有一定的抵抗力。

冬日的刺骨嚴寒往往會損傷皮膚，所以冬季做好皮膚護理時，需要使用含油脂較多的護膚品，可以給皮膚增加一層保護層，防止表皮凍死，出現青紫的瘀斑等。

沐浴達到潤膚駐顏功能

◇沐浴習慣，由來已久

「貴妃出浴」的典故在中國傳為美談。可見經過沐浴清洗，可以令容顏更加美麗，肌膚更加動人。無怪乎白居易寫出了「春寒賜浴華清池，溫泉水滑洗凝脂」的千古佳句。洗澡，在人類文明中有著重要意義。甲骨文便已有了「沐浴」二字，可見，洗澡，在中國古代文明中就已經成為人們保護健康的生活習慣。

◇沐浴洗清，美容防病

沐浴清洗可以清除污垢、解除疲勞。洗完澡後，令人神清氣爽，精神百倍，是健康美容簡單有效的方法。

人體每天都在不停地分泌油脂、汗液等代謝廢物，並且表皮在不斷地進行細胞更新，一般人平均每天生成0.5～1g的皮屑。人體的恆溫和以上物質為微生物在體表的存活繁衍提供了有利環境。加上外界塵埃和細菌的侵擾，很容易讓皮膚生病。為防止皮膚疾病的發生，最好的辦法就是經常洗澡來保持皮膚的清潔衛生。清潔的皮膚呈弱酸性，能夠有效地防止細菌等微生物的滋生，令皮膚健康。

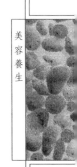

沐浴時自然地擦洗身體，無意中達到按摩的作用。所以透過洗澡，可以促進人體血液循環和物質代謝，令肌肉和皮膚得到放鬆和營養。洗澡時，人體不受到任何東西的束縛，沒有一點壓力，處於完全鬆弛的狀態，是一種好的休息方式。

所以，洗澡具有消除疲勞、恢復體力的作用。洗澡對人的神經系統還具有調節作用，可以改善睡眠。總而言之，透過洗澡，不僅可以達到健美皮膚的目的，同時還能對風濕病、關節炎一類的疾病發揮治療作用。

◆沐浴用水，頗有講究

洗澡需要用水，洗澡時選擇適當的水溫頗為重要。洗澡用水與洗臉用水一樣，水溫宜控制在攝氏30～40之間，冬天可以略微偏高一些。適宜的水溫，分別可以達到去污、消除疲勞的作用。最好的沐浴源，要屬天然的溫泉了。溫泉有適宜的水溫、優秀的水質，及其含豐富的礦物質，尤其對風濕患者有很好的療效。

洗澡，是進行皮膚美容最簡單方便的途徑，在洗澡水中加入牛奶、薄荷油等潤膚劑，可以令皮膚更加白皙潤澤，光彩照人。在水中加入檸檬、迷迭香、杜松等植物精油用來洗澡，可以健身醒腦。如果想讓身上散發出浪漫的花味；可以在洗澡水中泡入茉莉、玫瑰、百合等氣味芳香的鮮花少許。再在水中加入一些檸檬汁和爽身水，出浴之後，香氣怡人，令人精神振奮。

◆沐浴須明宜忌

民間流傳著一句俗語「飽洗澡，餓剃頭」。雖然沒有具體的科學依據，但是告誡我們洗澡要注意時間。其實，在過飢或過飽的狀態下，都不宜洗澡，人在飢餓的時候血糖偏低，這時洗澡，容易出現頭昏，特別在蒸氣繚繞的蒸浴中，甚至會發生昏厥。而在處於過飽的狀態下洗澡，則會影響腸胃的消化吸收。

洗澡時間不宜過長，洗澡的次數也不宜過勤。古人認為，洗澡消耗人體元氣。的確，如果洗澡時間過長，反而會引起人體的疲勞，皮膚長時間浸於水中，也不利於美容。而過分地勤於洗澡，會引起像過多洗臉一樣的後果，令皮膚乾澀發燥。

一般來說，每次洗澡花半小時的時間就足夠了。在夏季，由於皮脂分泌旺盛，汗液排出量大，所以需要每天都洗澡才能保持皮膚的清潔，而在其他季節，每星期洗3～5次澡就行了，每日早晚各洗一次澡是不科學的。

中藥浴湯，古老神奇

◇藥浴，是中醫古老的美容護膚法

藥浴，就是在用來洗澡的水中加入藥液，浸泡全身。起初，藥浴是一種治療疾病的外用藥法。後來，人們用藥浴來治療皮膚病，再慢慢發展，逐漸變為一種進行護膚美容的手段，成為中醫美容中最具特色的美容方法。最早的藥浴，起始於殷商時期，隨著人們的普遍運用，累積了寶貴的經驗，創造出各種功效各異的藥浴用湯。

◇藥浴，不該被遺忘的護膚妙法

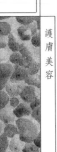

藥浴美的基本原理是根據某些中藥所具有的清熱解毒、殺蟲滅菌，或活血化瘀、利水消腫，或芳香行氣、甘甜補益等功效，達到永駐皮膚青春，

保護皮膚健康，治療皮膚疾病和提供皮膚營養的作用。現代醫學也認為，藥浴清洗對於血液循環和新陳代謝等的促進作用比清水洗澡好得多，能夠更有效地清除皮膚污垢，保證皮膚的清爽潤澤。

所以，古代宮廷中的嬪妃公主們都用各種藥浴清洗護膚。然而，由於歷史文化的變遷，藥浴走過了它的輝煌時期，漸漸為人們所淡忘。當人們意識到皮膚開始老化或產生各種疾病時，還不知道有一種既簡便又有效的護膚方法就在身邊——藥浴。

◇重拾古方，再創輝煌

當化學護膚品一再侵害肌膚，世界美容界都高呼化妝品「重返大自然」的時候，藥浴作為自然美容法中的一枝獨秀，又逐漸被一些有識之士重視起來，發掘出古代用來作藥浴湯液的很多藥物和方法。可以肯定，藥浴必定能以它獨特的方式和神奇的功效風靡全球，再創輝煌。古代醫書中提到或民間流傳的藥浴配方數不勝數，以下僅舉數例：（皆以5 kg水為比例）

＊銀花麝香浴 將30 g銀花煎汁溶入水中，洗浴前加入1 g麝香。具有清神醒腦、清熱解毒、防治痱子的作用。

＊酒浴 取品質純正的60度白酒200 ml溶入水中具有活血通路、散寒溫陽、令皮膚白潤的作用。

＊貫眾薄荷浴 取貫眾100 g、薄荷30 g煎汁溶入水中。具有疏風③解表④的作用，能夠防治風寒感冒。

＊硫黃雄黃浴 硫黃、雄黃各15 g置於水中。具有殺蟲祛邪的作用，可以治療疥瘡⑤。

＊菊花蜜浴 菊花60 g煎汁溶入水中，再滴加少量蜂蜜。可以潔膚潤膚，美容除皺，洗後留有花香，令人心曠神怡。

＊醋浴 米醋100 ml溶入水中。可以理氣活血、散瘀消腫，具有柔潤肌膚、美髮去屑的作用。

3 護髮美容

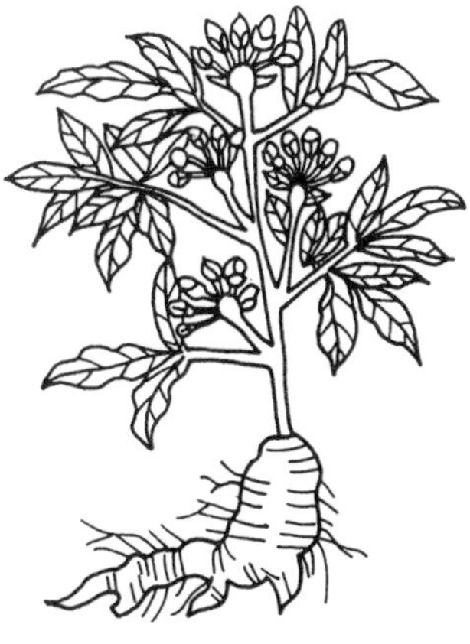

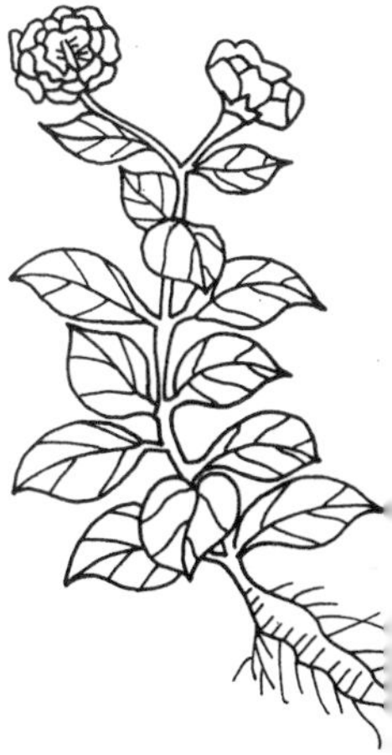

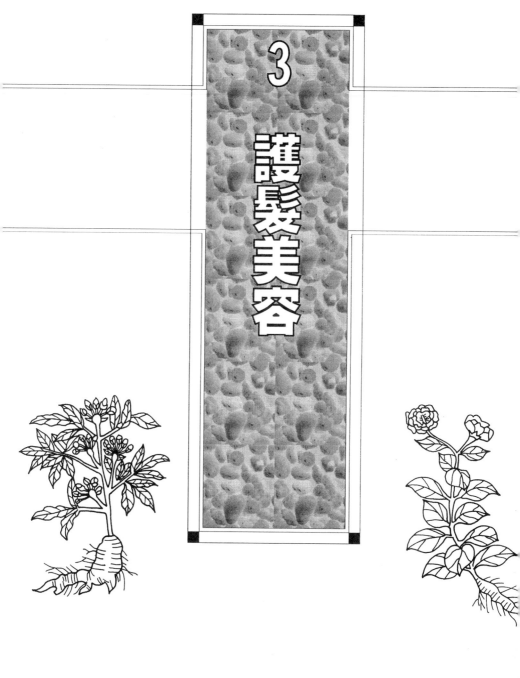

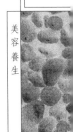

毛髮華冠構成觀

◇頭髮乃人之華冠

髮生於頂，在人的整體容貌中有著相當重要的地位。一個人的頭髮決定著他的風度與氣質，代表著他的個性與喜好。世界上那些聲名顯赫的大人物們一旦成為首腦，就會保持髮型不變以維護形象。

中國古代以「青絲如雲」形容女子貌美。很多文學作品，也是以頭髮為題材的。像大詩人李白的千古絕唱「白髮三千丈，緣愁是個長」，岳飛的「怒髮沖冠憑欄處」等等，透過對頭髮的描寫，抒發情懷。可見稱頭髮為人之華冠一點也不過分。

「髮為血之餘」

《黃帝內經》提出「髮為血之餘」，「肺主皮毛」、「髮其華在腎」。可見人的頭髮與內臟氣血的關係相當密切。人體氣血津液，陰陽的盛衰，直接影響到頭髮的生長與健康。

而人體臟腑的功能是否正常又是精血⑥是否充足的決定因素。脾主運化和統血，影響著人體的消化功能，即是否能將水谷轉化為氣血；肝主藏血與疏泄，調節人體血流量；腎所貯精液與血相互轉化，中醫稱之為「精血同源」。這些臟器決定著氣血精液對頭髮的濡養和滋潤。

血液是毛髮的營養源泉

現代組織學研究認為，構成毛髮的基礎物質為角質蛋白。每一根頭髮都分為髮幹、髮根及根端的毛囊三部分組成。毛囊與頭皮中的血管神經相聯，從血液中獲取營養來濡養髮根及髮幹。使頭髮不斷生長、更新。所以

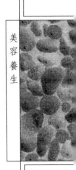

說，血液是毛髮生長的營養源泉。

頭髮生長脫落，更替不息

所有頭髮的生長和脫落，並不是在同一時期中進行的。所以，大多數人並不能感覺到頭髮的更新。其實，每根頭髮的壽命只有6年左右，一般來說，每個人每天大約會自然脫落50～100根頭髮。

大約90％的頭髮處於生長初期或活動生長期，該時期在頭髮生命中維持時間最長，約為3年。另外9％的頭髮處於休眠時期，1％的頭髮處於衰老期，分別持續了3個月和3週。處於生長期的頭髮生長速度約為每月1cm。所以，一般人的頭髮長度不會超過70cm，當然，也有個別人的頭髮能夠長的很長。

皮脂分泌量決定髮質

一根頭髮，雖然細小，卻是由毛小皮、皮質、髓質一層接一層由外向內包裹而成的。每根頭髮的最外層都包著薄而透明的鱗片狀層形結構，組織學稱之為毛小皮。毛小皮的外層有皮脂的油性物質潤滑保護，才會使頭髮顯得光亮。

這些油性物質是毛囊附近的皮脂腺的分泌物，它們進入毛囊，潤滑頭髮。皮脂腺的分泌量，決定了頭髮的性質。如果皮脂分泌量過多，頭髮顯油性；反之則顯乾性。正常人的髮質，就是因為皮脂腺分泌的油性物質適量，不多不少正好潤澤頭髮。

◆色素顆粒數量，種類決定髮色

且不談世界上各色人種頭髮顏色各有差異，即使是同一種族的人群中，也有髮色濃淡不一的現象，這究竟是怎麼回事呢？原來，頭髮的皮質層與髓質層中含有色素顆粒，這些色素顆粒的數量與種類的不同，決定了頭髮顏色的不同。

另外，頭髮的顏色還與透明髓質對光線的反光和頭髮中含有的金屬元素的種類有關。黃種人的頭髮中的色素顆粒含有銅、鈷、鐵的混合物，所以，黃種人的頭髮呈現出黑褐色。而白種人頭髮中色素顆粒少或含有其他不同的金屬元素，所以頭髮會呈現出黃、白、棕、紅等各種不同的色彩。這些都是由種族的遺傳因素決定的。

秀髮受損探緣由

◇歲月流逝，毛髮衰落

頭髮是從頭皮上成千上萬的毛囊中生長出來的。毛囊與生俱來，一個人從出生到死亡都不可能有新的毛囊產生。平均每個人出生時有大約十萬個毛囊，每個毛囊中都會不斷地生長出頭髮。因此，人類就有了密密麻麻的一頭毛髮。然而，毛囊在與自然和歲月的抗爭中，會發生退化，不斷損失，密密的毛囊將會變得稀疏。

一個年青人每平方公分的頭皮上有615個毛囊，而一個中年人只有485個，到了老年，每平方公分頭皮上的毛囊數將減少到435個，頭髮也隨著毛囊的減少而減少，這就是老年人的頭髮大多稀疏的原因。中醫學也認為，人到老年，由於機體功能逐漸衰退，氣血精液虧虛，精血不能上承頭頂，就導致頭髮由黑轉白。所以，頭髮的衰老是人體老化過程中正常的生理現象。

◆腎虛⑦血熱，毛髮易脫

許多人，尚處於青壯年，甚至是少年時期，就發生毛髮脫落的現象，造成這種損容疾病的原因有許多，如腎虛精虧、血熱生風⑧，或氣滯血瘀等。中醫學認為，腎其華在髮，青壯年腎氣旺盛，腎氣充足，所以髮密而黑；老年人腎氣衰減，腎精不足，所以髮多花白。

當腎精受損，氣血虧虛時，頭髮便會脫落；或因機體營血⑨不足，以致衛氣不固，毛孔開泄，令風熱之邪襲入，則血燥熱而致髮脫；或因肝氣鬱結，氣滯⑩血瘀，導致髮失所養而脫落。

此外，影響頭髮不正常脫落的還有情志因素，一個人如果思慮過度，或受到突然驚嚇，恐慌莫極，或緊張萬分，或精神上受到創傷，都會引起毛髮脫落。

◆愁一愁，白了頭

俗語說「愁一愁，白了頭」，是很有道理的。伍子胥過昭關，一夜間鬚髮皆白，就是因為憂愁之故。歷史文學作品中慈母盼兒歸，愁白了頭的描寫也很多。中醫學認為，憂愁過度，易導致肝氣鬱結，氣滯血瘀，令頭髮失於榮養而變白。「思慮太過，則神耗氣虛血散而鬢斑」，「憂愁早白」等都是古人從生活中得出的經驗之談。

現代醫學也認為，憂愁、思慮過度等精神因素會影響到血液運輸黑色素的功能，會令毛囊中缺少提供給髮幹和髮根的黑色素，導致頭髮變白。這些情志因素還會引起毛囊的血管收縮和神經調節，使頭髮的營養供應發生障礙，這也是憂愁引起白髮的原因之一。

◆偏食甘苦，損毛髮

中醫學認為：「髮為血之餘，多食苦，則皮槁而毛拔；多食甘，則骨疼而髮落」。就是說，頭髮是血液營養而成的，多吃苦或甜食頭髮容易脫落。所以在我們的日常飲食中，不宜多吃苦味太重或者過分甜膩之品，飲食宜清淡爽口。現代醫學也認為酗酒、偏食厚味，會使人早衰，導致髮落。

◆梳洗失宜，傷毛髮

經常的清洗和梳理，會令頭髮清爽整潔，讓人精神倍增，活力無窮。然而，在梳洗過程中不注意方法，很容易損傷柔嫩的頭髮，令頭髮枯黃、斷裂，甚至脫落、早白。在髮型梳造的過程中的染、燙、吹，也會導致頭髮的枯黃衰老。所以，在護理頭髮的過程中，也會不經意地損傷到頭髮。

護養有方髮增光

◇護髮得宜，更添光彩

洗髮、理髮和梳髮是日常護髮常用的三大方法，每個人都不同程度地做到了這幾種方法中的一種或全部。光靠這些護髮的方法，只能保持頭髮外觀上的清潔、整齊和光澤。如果想要一頭與眾不同、光彩獨具的美麗頭髮，還需要在日常生活中，採取一些特殊的護髮措施。

◇不厭其煩每日鬆髮，方能保持頭髮健美

人們常常很注重頭髮梳理成型的過程，往往會忽略休息前鬆開頭髮。其實，就和睡前要卸妝的道理一樣，休息前，需要鬆開白天為了造型而編、卷、盤曲的頭髮。因為有些髮型的塑造（尤其對長髮女性來說），需要將

頭髮緊緊地束縛在頭皮的表面，而影響頭皮的呼吸和頭部的血液循環，使頭部出現麻木甚至是疼痛的感覺。

每晚臨睡鬆開髮辮，梳理之後不再紮起，這樣有利於局部血液循環，改善頭部經歷了一天的缺氧狀態，從而消除頭皮的不適感覺。有的女性花費了很多精力做好的頭髮捨不得鬆開，或怕再做麻煩，為了保護髮型乾脆戴著帽子睡覺，殊不知髮型美固然很重要，但卻因此損傷了頭髮而失去一頭烏黑光亮的秀髮，反而得不償失。

◆小不忍則傷毛髮，常開朗方能護髮

七情太過而耗傷氣血，損傷毛髮，前面已經說過。所以，要想保持毛髮的健康美麗，必須做到常保心情開朗、愉快，儘量避免七情過度的刺激。為一點兒小事煩惱或發怒都是不必要的。若真的遇到十分不合意的事情，也要儘快找到解決的方法，動怒傷心，只有白白浪費感情，於事無補。對於這一點，岳武穆的一句詞例是寫得好：「莫等閑白了少年頭，空悲切」。

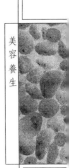

在日常生活中，經常保持從容樂觀，坦誠樸實的待人處世方法，必定會令秀髮光采常在。

◇睡眠充足是護髮好衛士

過度緊張用腦力和睡眠的不足也會造成頭髮損傷，所以我們平時要養成勞逸適當的作息習慣，才能保證頭髮毛囊充分的血液供應，防止頭髮因為血液供給不足而造成的脫髮和白髮。而充足的營養來自於充足的睡眠，它是維護一頭濃密烏黑頭髮的最佳衛士。

◇節慾養腎，蓄精護髮

腎臟與毛髮的關係密切不可分割，所以，護髮的同時就需要特別注意腎氣與腎精的保養。恣情縱慾，易耗傷腎精，腎精衰退，則髮枯而不榮，多脫落；腎精竭，則髮盡白而枯衰，腎精充足，則毛髮榮潤。所以，想要保護頭髮的秀美，必須節制房事，以保持腎精的旺盛。尤其對中老年人來說，腎氣漸虧，如果房事過度，更容易傷及腎臟而導致髮枯脫落。

◇飲食口味，清淡為本

要保護好頭髮，就要戒除吸煙、嗜酒等刺激性大，容易損傷頭髮的習慣。不吸煙、不喝酒的人的頭髮往往不容易衰老。另外，在日常食物中，辛辣食物也要儘量少吃，以避免刺激頭皮，使頭髮脫落。咖啡、可樂等食物可免則免。總而言之，飲食清淡不僅為古人養生之道，也是我們的護髮之道。

滋養健髮以求本

◇塑髮治標，養髮為本

吹、剪、洗、染、燙等美髮方法，都是在外型上美化頭髮，不能真正達到讓頭髮健康美麗的目的，甚至還會不同程度地損傷頭髮。要真正做到養髮，必須透過營養調理，或一些按摩、氣功等治療途徑來完成。益氣養血，扶正祛邪，令頭髮營養充份，健康亮澤。

◇食物調補，秀髮生輝

談到養髮的方法，最簡單的還是食物養護法。許多食物中都含有多種維生素、蛋白質和各種元素，具有養髮的功效。在食譜中加入這些食物可以使我們的頭髮更健康秀麗。

如多吃綠色蔬菜和水果，可以使後腦部的頭髮變得濃密；紅色水果、胡蘿蔔、菠菜、芹菜等食物可以令頭髮秀美；牛奶、魚、蛋等含硫氨酸豐富的食物，有利於頭髮的發育成長；動物內臟、豆類及其製品以及瓜果蔬菜中含有鐵、鈣、銅等成份，常吃可以令頭髮更加烏黑；脂肪性食物可以使頭頂毛髮濃密；尤其是雞油，具有生髮功效；海帶、紫菜等海洋植物含碘豐富，有亮髮的作用；芝麻、胡桃具有補肝效果，可以烏髮等等。所以說合理的調配食物，可以使秀髮生輝。

藥物調養，健美毛髮

淵源流長的中醫學美容術中涉及養髮護髮的內容數不勝數。單是具有養髮功效的中藥，就有幾十味之多，如製何首烏、當歸、地黃、枸杞、桑椹等。用中藥養髮，效果明顯獨到，而且沒有毒副作用。

中醫傳統療法，皆可養髮

頭髮的保健還可以透過按摩、針灸、氣功等中醫美容的傳統手法來完成。按摩具有調暢氣血的功效；針灸可以刺激一定的穴位；氣功行氣以運血行。透過這些手段可以調整人體的氣血陰陽，達到養腎補血的作用，這樣一來，腎氣旺盛，血行順暢，就可以間接地達到養髮作用，也不失為養護頭髮的可行之策。

4 美容食物

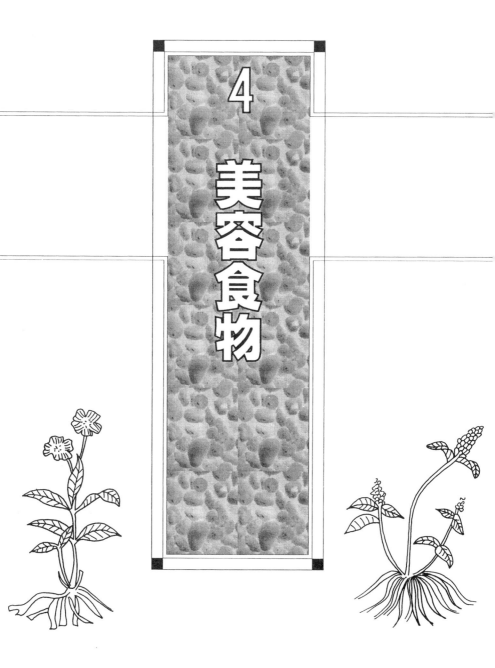

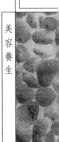

美食佳肴養容顏

◆食物美容，淵源流長

俗話說：民以食為天。中國的美食文化有著悠久的歷史。而利用食療、食補等方法進行美容也像美食文化一樣淵源流長。我國最早的藥學書著《神農本草經》中就記有芝麻、生薑、大棗等美容食物20餘種。

在古代民間秘方中，養顏生髮、去斑減皺的美容食物和美容食譜更為廣泛。其中豆類和果類食物，有極好的美容效果，倍受人們的喜愛和推崇。《本草綱目》中就記載了「服食黃豆，可以使容顏紅白，永不憔悴」。

◆食物美容，方法不一

把食物用來美容，最常見的方法是內服。很多食物含有豐富的營養，像豆類、肉類、水藻等，服食之後，補血益氣，以養容顏。但是另外的許多食物，像蔬菜和水果，用來切片敷臉或榨汁洗臉，收到的美容效果往往比內服更好，我們稱為外用。

◆食物美容的科學性

食物為什麼可以美容？現代醫學的研究為我們提供了可靠的答案。

瘦肉、蛋類、豆類等食物，富含大量的蛋白質。而蛋白質是體內生命活動的主要物質基礎。細胞，以及催化新陳代謝的酶和許多調節、控制代謝的激素都是由蛋白質構成的。

另外，一些調節代謝作用的活性物質，如維生素，也必須先與酶蛋白結合才能發揮作用。所以，蛋白質對人體是否容顏健美具有決定性作用。上述那些食物的攝入，可以及時補充人體消耗的蛋白質。此外，食物中的蛋白質還具有加強皮膚彈性的功能。如果沒有這些食物，人體會出現生長發育遲緩、形體消瘦、皮膚鬆弛等現象，容易引起人的早衰和各種疾病。

各種瓜果、蔬菜中含有多種維生素和礦物質，這些物質，具有調節人體血液和汗腺代謝的功能，可以調節體液的酸鹼度，令皮膚榮潤光澤，延緩老化。

維生素A，可以使皮膚柔膩而潤澤；維生素B、B可以令皮膚光滑，能展平皮膚褶皺，減退色素，消除斑點；維生素C在美容中的作用最大，它可以抑制黑色素的形成，使皮膚的色素沈澱減退，保持肌膚白嫩。

維生素E具有強抗氧化性，能減少氧自由基對細胞中蛋白質、核酸、醣等的改變和破壞作用，減少和防止脂褐質的產生與沈澱，從而保護細胞膜磷脂成份中不飽和脂肪酸，穩定生物膜的結構，使生物膜發揮正常的生理功能，延遲細胞的衰老。這些維生素，我們都必須從食物中獲得。

◆飲食合理，玉面無瑕

合理安排飲食，調整飲食中脂肪、蛋白質、維生素的含量，對美化肌膚有很好的效果。

一般而言，影響面容美觀的最大原因是色素斑，比如像雀斑、黃褐斑等。要預防色素斑的形成，可以透過調整飲食結構來達到目的。減少脂肪的攝入量和加大吸收維生素A、B、C、E，都可以減少色素的形成。

所以，應該多吃蔬菜、水果，少吃高脂肪的食物。比如胡蘿蔔和金花菜、韭菜、青椒等，都含有維生素A；穀類、豆類、禽蛋及金花菜、莧菜等含有大量維生素B、B；花生、芝痲、瘦肉、蛋類、乳類等食物中含有維生素E。

而維生素C則較多的存在於新鮮的水果和蔬菜中，比如像大棗、柑桔、檸檬、柚子、辣椒、菜花、蕃茄等，蕃茄中的維生素C是與維生素P一起以組合物的形式存在，維生素P能增強維生素C的效果。

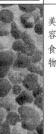

美容食物：黃豆

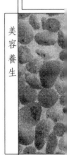

◆黃豆素有「豆中之王」的美稱

黃豆，是人們喜愛的食品。黃豆以及人們用它加工而成的各式各樣的豆製品，是餐桌上常見的美味佳肴。黃豆不僅味美，而且具有很高的營養價值。500g黃豆的蛋白質含量相當於1500g雞蛋，或6000g牛奶或1000g瘦豬肉。此外，黃豆中的脂肪含量在豆類中居首位，出油率高達20%，並且富含多種維生素及礦物質。所以，黃豆被人們美譽為「豆中之王」。

◆黃豆益氣補脾，被中醫列為藥用

中醫最早藥典《神農本草經》中就有記載黃豆的藥用功效——「生大豆，味甘平。塗癰⑪腫，……止痛」，並指出豆芽「味甘平，主濕痹筋攣膝痛。」在後來的醫藥保健書籍中，也有類似敘述。《延壽書》中就有用醋煎豆腐治療久瀉久痢和用豆腐片貼敷在跌打造成的青紫瘀斑上，消腫化瘀的記載。

中醫認為黃豆「寬中⑫下氣⑬，利大腸，消水腫毒」，具有補脾益氣、消熱解毒的功效，是食療佳品。

◆服食黃豆，潤澤容顏

維生素和蛋白質是美化肌膚，潤澤容顏的源泉，是人體健康和美麗必不可少的物質基礎。

黃豆中含有豐富的維生素A、B、D、E和多種人體不能合成但又必需的氨基酸。常食黃豆，可以使皮膚細嫩、白皙、潤澤，有效防止雀斑和皺紋的出現。黃豆中的高含量蛋白質，可以營養肌膚毛髮，令肌體豐滿結實，毛髮烏黑亮澤，容顏不老。歷代醫家對黃豆及成份類似黃豆的青豆、豌豆等豆類食物的美容功效作了肯定。

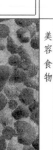

◆外用黃豆，潔膚美容

豆粉，是古人製作面藥的常用原料。《千金翼方》中寫道「面脂手膏，衣香澡豆，仕人貴勝，皆是所要。」其中提到的澡豆，指的是古代清洗手臉的一種潔膚護膚的化妝品。澡豆有「去黑斑，令人面光澤」的作用，其主要成分便是黃豆粉。

美容食物：核桃仁

◆核桃香脆，深受人們的喜愛

核桃原產於歐洲東南部及亞洲西、南部，但早在漢代便已傳入我國，並大量種植，至今已有一千多年的歷史。

核桃仁是核桃的種仁，香脆可口，是我國人民的傳統食品之一。人們常用核桃、糙米、豆沙、蓮子、紅棗等一起做成八寶飯，香甜適口，補養身體，是逢年過節時餐桌上必不可少的一種甜點，深受人們的喜愛。

◆核桃仁是強身健體、美潤容顏的佳品

核桃仁性味甘平，溫潤，具有補腎養血、潤肺定喘、潤腸通便的作用。同時，核桃仁還是一味烏髮養顏、潤膚防衰的美容佳品。

「髮為血之餘」，「腎主髮」，核桃仁具有強腎養血作用，所以，久服核桃仁可以令頭髮烏黑亮澤，對頭髮早白、髮枯不榮具有良好的療效。

古代醫學家對於核桃仁的美容功效早有認識，他們認為「常服（核桃仁）令人能食，骨肉細膩光滑，鬚髮黑澤，血脈通潤」。由此可見，核桃仁除了烏鬚髮之外，還可以榮養肌膚，使之變得光滑細膩。

◆核桃仁營養豐富，是美容上品

與其他美容食品一樣，核桃仁具有相當高的營養價值。現代營養學研

究表明，核桃仁中含有多種維生素、糖份以及各種礦物質，此外，核桃仁中植物脂肪和蛋白質的含量非常高，其中脂肪含量高達70％，蛋白質占17～27％。

在核桃仁中不僅含有鈣、鐵、磷等元素，還含有鋅、錳、鉻等人體不可缺少的礦物質。多種維生素及蛋白質、礦物質，都是有利於容貌健美的營養物質。而核桃仁所富含的植物脂肪中亞油酸，更被視為滋潤肌膚的美容劑，它可以令皮膚滋潤光滑、富於彈性。

◆久食核桃仁，悅澤容顏烏髮鬚

著名京劇表演藝術家梅蘭芳先生，老年時仍然面色紅潤，青春仍在，這與他經常食用「核桃粥」是分不開的。核桃粥是用等量的核桃仁和粳米熬成的，不僅可口，更能養顏。

將核桃仁碾碎與黑芝麻糊混合在一起服食，日久天長，可以令鬚髮不白，烏黑亮澤。核桃仁去殼即可食用，把它當作零食，每天細嚼慢嚥吃上

2個，幾個月以後便會收到意想不到的美容效果。

美容食物：百合

◆百合寓意吉祥，滋補味美

百合清新爽口，淡淡的苦味中夾著一絲清甜，自古以來被人們當作夏令滋補消暑的佳品。百合與綠豆共同熬煮成的綠豆百合湯消暑降溫，清熱解毒，是深受中國百姓喜愛的傳統夏季飲料。

百合，寓意「百年合好」，不僅在中國，在歐、亞、美洲的許多國家，它都被看作是和平友好、吉祥如意的象徵。

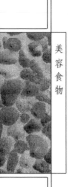

◆百合美顏，防老抗衰

百合營養豐富，含有蛋白質，維生素B、C，粗纖維，多種礦物質以及蔗糖、果膠、胡蘿蔔素、生物鹼等物質，對防止皮膚衰老和治療皮膚多種疾病，都有很好的效果。

經常食用百合，可以安神養顏，令人精神飽滿、面色紅潤，皮膚細膩而有彈性，並且可以舒展皮膚，逐漸消除面部皺紋，治癒一些如皮疹、痱子等皮膚病。

◆百合食法各異，美味美容

夏天，是百合的收獲季節，採摘下的新鮮百合可以洗淨剝開，晾曬風乾，製成百合乾，既便於保存，又方便人們在一年四季都能吃到它。

用百合來製作羹湯，是最常見的食法。百合可以與綠豆、蓮子、肉類、蛋類等不同食物同煮成湯，各具風味，可以在一飽口福的同時，不知不覺中達到養顏美容的作用。單用一味百合，加糖煮爛製成的百合羹也相當爽口，是美容佳肴。

美容食物：芝麻

◆八穀之中，惟此最良

芝麻是中國最早的農作物之一，很早就被廣泛種植，列為八穀（黍、稷、麥、粱、麻、菽、小豆）之一。從古代起，芝麻就是人們常吃的美味食品，用芝麻製成的很多食物精品都是貢入宮廷的御膳。大醫學家陶宏景認為「胡麻（芝麻的古稱），八穀之中惟此最良」。

從芝麻中提煉出的麻油香醇美味，一直是中國百姓餐桌上不可缺少的調味品，就連磨油剩下的芝麻殘渣也被人們當作醬用，佐餐調味。由此可見，芝麻在中國是人們非常愛吃的一種食品。

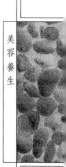

◇久服芝麻，輕身不老

《神農本草經》說芝麻「主傷中虛羸，補五內，益氣力，長肌肉，填髓腦。久服，輕身不老」。經過長期醫療實驗證明芝麻可以治療腎虛導致的頭暈目眩、腰膝酸軟，以及耳鳴健忘、面黃貧血等症。所以，芝麻被中醫公認為補腎養血的良藥，腎強血充，令人身強體健、輕身不老。在藥用芝麻中，以性味甘平的黑芝麻為主。

◇芝麻養血潤膚，烏髮美鬚

中醫「五臟所主」理論認為，「腎主髮」，「髮為血之餘」。腎精足，氣血上榮，方能使鬚髮健康、烏黑亮澤。黑芝麻補腎養血，能夠治療腎虛血虧引起的少年白髮、脫髮等症，並能使枯髮潤澤，白髮變黑。許多烏髮養鬚的美容古方都以「黑芝麻」為主藥，比如《千金要方》中的「白髮返黑方」，《太平聖惠方》中的烏麻散等。

「血榮膚得以潤」。所以芝麻養血的功效可以治療皮膚乾枯、粗糙，令皮膚細膩光滑、紅潤光澤。

◆芝麻主含植物脂肪，具有良好的美容作用。

現代營養學分析認為，芝麻含有大量植物脂肪、蛋白質，並含有脂肪素、脂麻油酚、卵磷脂、各種糖類以及各種礦物質，還有維生素A、D、E等營養成份。

麻油中含有油酸、亞油酸、棕櫚酸、甘油脂等物質，其中的不飽和脂肪酸和維生素共同作用，可以去除附著在人體血管壁上多餘的膽固醇，防止和治療高血壓、冠心病、動脈硬化、高血脂等心血管疾病，是抗衰老的良藥。

芝麻中的高含量植物脂肪（高達百分之六十一．七）和維生素A、C、E，可以防止皮下脂肪氧化，增強皮膚組織細胞的活力，消除皮膚上的斑點皺紋，令皮膚活力永在，長保青春。

◆芝麻高油，脾虛忌食

長期堅持每日服食黑芝麻，可以永保青春，容顏不去。然而，芝麻中脂肪含量高，有潤腸滑瀉的作用，所以，脾虛便溏的病人要忌食芝麻，應另尋適合自己的美容食品。

美容食物：生薑

◆從古至今，生薑一直受到人們的喜愛

生薑，在中國民間是一種被百姓從古代沿用至今的菜肴調味品。人們在煮食各種魚、羊、肉類葷腥菜肴時必用生薑。生薑以其特有的辛辣氣味能夠去除肉類腥味，並有驅寒滋補等用途。在中國的栽培與種類有上千年的歷史，一直受到人們的喜愛。

《神農本草經》列薑為上品

中醫藥學理論認為生薑性味辛香走竄，性溫，可以驅寒解表，溫中止嘔。所以，用紅糖薑湯來驅寒在中國民間流傳極為普遍。《本草綱目》說薑「可蔬，可和，可果，可藥，其利博矣」。

薑皮、薑汁皆為治病良藥，生薑經過加工炮製後的煨薑、薑炭等也能適應各種不同疾病的治療，薑汁還可以用來炮炙其他藥材，比如薑炙以後，可以緩和厚朴的藥性，用薑炙過的黃連也可以加強止嘔的作用。所以，《神農本草經》列薑為上品藥材。

生薑調和營衛，養膚美顏

中醫認為，貌美必先體健。體健所指即為陰陽平衡、營衛調和、氣血通暢，只有這樣，才能保證肌肉皮膚的營養供應，使氣血旺盛，面色榮潤，容光煥發。

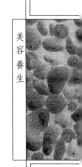

生薑具有「宣諸絡脈」的作用，經常服食生薑，可以宣通絡脈，使氣血調和順暢，達到榮養肌膚的目的。

◆久服生薑，容顏不老

在古書《奇效良方》中記載了一張「容顏不老方」，就以薑為主藥，每日清晨飲服，可令容顏不老。蘇東坡所著《東坡雜記》中也記載了一個老和尚服生薑四十年，八十多歲竟顏如童子，容顏不老。

◆生薑有助於美容

對於生薑的美容功效，古人已經有一些認識和了解。現代的研究和分析，對生薑的美容功效作了有充分科學依據的肯定。

研究表明，生薑的成份中含有一種叫薑辣素的物質。該物質對於人體的心血管系統有一定的刺激作用，它可以擴張血管令心跳和血液循環加速，讓血液充分到達皮膚，致使容光煥發。

另外，薑辣素對味覺神經的刺激作用，可以加強人的食慾和胃腸的消化吸收功能，讓人體獲得更多營養，也是生薑可以美容的一大因素。

◆生薑治脫髮，生薑治凍瘡

脫髮，一直是令很多人苦惱的損容疾病，用薑汁抹擦患處，可以有效地治療脫髮，特別是斑禿。在夏季用鮮薑片擦手、腳、耳朵等易患凍瘡的地方，可以防止冬天生凍瘡。將生薑搗爛了以後泡在酒中一週，可以用來塗抹已經長出凍瘡的部位，治療效果也理想。

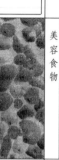

美容食物：蜂蜜

◆蜂蜜－生活好伴侶

蜂蜜是古往今來的上好補品，從不同的花中採出的蜜味道不同，功效

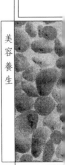

也不一樣。蜂蜜中的上品有梨花蜜、荔枝蜜等。其中果木花蜜，甘醇甜美，是人們更加喜愛的食品。

隨著人們對自然的了解，蜂蜜從自然採摘而來逐步轉化成為養蜂釀蜜。所以，蜂蜜成為除了糖以外最常用的甜味劑，越來越多地出現在人們的生活中，成為人們生活的伴侶。

《神農本草經》列蜂蜜為上品

中醫學認為，蜂蜜性味甘平，具有潤肺、補中、健脾、緩急等功效，是一味中藥潤劑。《本草綱目》對蜂蜜的藥用功效作了全面的總結，指出蜂蜜「生則性涼，故能清熱；熟則性溫，故能補中；甘而和平，故能解毒；柔而濡澤，故能潤燥；緩可去急，故能止心腹肌肉瘡瘍之痛；和可致中，故能調和百藥而與甘草同功」。

所以，臨床常用蜂蜜治療心血不足，肺熱咳喘、腸燥便秘、外科癰腫瘡瘍等疾病；常用蜂蜜炮製藥材，具有加強其他藥材補益、潤肺止咳的功效，並能緩和藥性，所以《神農本草經》將蜂蜜列為上品。

◆蜂蜜營養豐富，老少皆宜

蜂蜜具有很高的營養價值，其中可被人體直接吸收利用的果糖和葡萄糖含量占70％以上，並含有豐富的維生素A、B、C、D、H、K、P、葉酸、煙酸、泛酸、膽鹼等多種維生素和鈣、磷、鐵、硫、氯、鈉、鎂、硅、錳、銅、鉀等60餘種礦物質成份以及各種有機酸、激素和生長素。這些營養物質具有加強血液的營養供應，提高人體免疫能力，消除機體疲勞的作用。

蜂蜜中還含有蔗糖、蛋白質、脂肪、蘋果酸以及澱粉酶、蔗糖酶、氧化氫酶、酯酶等營養物質，其中的各種酶類，能夠幫助人體進行食物的消化和吸收，是營養轉化過程中的「催化劑」。

因此，蜂蜜是一種品質高、味道好的上乘保健食品。常吃蜂蜜，能幫助老人延年益壽，有利兒童生長發育，並具有特殊的美容功效。

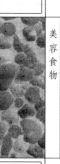

◇蜂蜜外敷，潤膚澤顏

蜂蜜內服可以調理氣血，養顏防衰。而在中醫美容中，更多的是將蜂蜜作為各種潤膚膏或是美容面膜的基質用來外敷。在許多中醫美容古方中，蜂蜜都被用作調配藥物的黏附劑，因為它不僅具有黏附的作用，更重要的是，蜂蜜中的各種營養成份可以直接被皮膚吸收，達到滋潤皮膚的效果。

用蜂蜜製成的美容劑，可以令皮膚光滑細嫩，富有彈性，並能消除臉部的皺紋，補充皮膚營養。《肘後方》中還有用蜂蜜來治療少年白髮的記載，指出長期用蜂蜜外敷拔出白髮的髮孔，可以重新長出黑髮。所以說蜂蜜是一種上等的外敷美容劑。

美容食物：茶葉

◇飲茶習俗，流傳已久

中國是茶樹的原產地，也是世界上製茶最早的國家。雖然時代不斷變遷，但中國人愛飲茶的習慣卻始終未改。中國人愛茶，自古代起從至高無上的皇帝到不名一文的百姓都愛茶，因此，有了龍井、碧螺春、鐵觀音等名茶。人們又隨著不同的季節飲不同的茶。

夏天，一壺綠茶，清涼解渴；冬天，一杯紅茶，溫陽保暖，還有帶著種種清香的花茶。人們講究用不同水溫、水質之水沏不同的茶。同時人們也講究用各種精美的茶具來盛裝茶水，有陶的、瓷的等等。由此可見人們對茶的偏愛。

◆飲茶，有百利而無一弊

中國醫學歷來重視茶葉的藥用價值。遠古就有「神農嘗百草，日遇七十二毒，得茶而解之」之說；《本草綱目》也載：「茶主治喘急咳嗽，去痰垢。茶苦而寒，最能降火……」。概括起來，飲茶不僅有美顏潤澤之功，還有提神、止渴、消膩、健脾、利尿、清熱明目、消除疲勞等功效。現代科學分析證實，茶葉中含有豐富的維生素和蛋白質，鈣、磷、鐵，以及碳水化合物。

此外，還含有多種生物鹼及芳香油。芳香油能使神經系統興奮，具有鎮靜安神的作用，咖啡鹼、茶鹼等生物鹼也可提神。所以，飲茶之後，嘴中有一絲甘甜，一縷清香，自然回味無窮，令人氣益神怡，是一種健身醒腦的好飲品，具有消食除痞、利尿除膩的作用。

透過品茶，還可以修身養性，令人精神上得到放鬆，有益於健康。另外，「茶道」既是一種品茶方式，又是一種高水準的文化，精於茶道的人往往學識淵博，氣宇非凡。

◆茶水品飲，養顏潤膚

人說：「世人不好茶，必好酒」。常飲茶，則可以不好酒，適量飲酒雖無礙美容，但飲酒過量則是美容大忌。而茶中含有眾多營養成份，常常飲用，可令皮膚白皙紅潤，並常常保持飽滿的精神狀態，令人具有青春活力。

◆茶水洗眼，雙目生輝

因為茶葉裡含有豐富的維生素C，所以茶葉也是一種美容劑。用綠茶泡水，外洗眼睛，可以除去眼睛周圍的黑色素，令眼睛炯炯有神，充滿魅力。用泡開的茶葉敷在閉起的雙眼上，也可以達到美目的效果。

◇茶水洗髮，秀髮烏澤

將新鮮綠茶泡開後，濾出茶水，再加水泡茶，反覆操作，直到水無茶色為止。混合濾出的茶水，用來漂洗頭髮，可以令晦暗無澤的頭髮恢復生機，變得烏黑光亮。

美容食物：花粉

◇花粉在生活中並不陌生

生活中，很少有人刻意的吃過花粉，大多數人不知道那些美麗花朵花蕊上的粉末也是一種食物。然而當我們品嘗各種帶著菜花的佳肴時，當我們回味各種花茶的幽香時，我們都已經在不知不覺地食用花粉了。日常所吃的桂花糖、玫瑰花生、菊花茶中也都含有花粉。其實，花粉在我們的生活中一點也不陌生，是一位不為人知卻默默貢獻的益友。

藥用花粉，療效甚佳

花粉是一種純天然的物質，是大自然賜予人類的珍貴禮物。經常食用花粉，可以精力充沛，養心安神。在現代醫學研究中發現常食花粉，可以降低人體膽固醇，防治心腦血管疾病，並能治療神經衰弱、脾胃不調等疾病，對肝炎、老年性慢性支氣管炎、中風後遺症、貧血等疾病也有一定的療效。

所以人們利用現代科學不斷對花粉進行更深入的研究，已研製出花粉口服液等新型的花粉營養品，用來調補人的身體，令老年人延年益壽，兒童增長智力，強健身體。

花粉是「完全營養性食品」

花粉為什麼具有補養身體的功效呢？根據現代科學研究發現，原來花粉中含有21種人體所需的氨基酸，其中包括大量含有人體必需的8種氨基酸。除此以外，花粉中的蛋白質含量為8～40%，並含有15種維生素、14種礦物質、50多種酶、輔酶和活性物質，以及生長素、抗菌素、糖等物質。

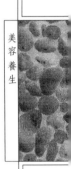

還有一些尚未被證實的物質。這些成份構築成一座完美的營養宮殿，使花粉成為一種「完全營養性食品」。

◆花粉美容，抗皺防衰

《神農本草經》把一種香蒲花粉列為上品，認為它「甘平無毒，久服輕身，益氣力延年」。可見，古人對花粉抗衰老的功效已有所認識。而花粉所具有的美容功效，也已經被現代美容學所證實。

常常服用花粉，可以改善細胞功能，防止面部產生皺紋，對於已產生的皺紋，也有治療作用。花粉最主要的美容功效表現在它抗衰老的特殊效果，用食用花粉來治療色素沉澱造成的老人斑具有非常好的療效，同時能恢復皮膚紅潤和彈性。

美容食物：雞蛋

◆雞蛋烹飪口味好

中國人烹飪雞蛋的方法千差萬別。一個小小的雞蛋，可以經由炒、煎、煮、蒸等手法被製成各式各樣的美味佳肴。由於雞蛋的可塑性，人們把它雕刻成各種型態，或用打成沫的蛋清做成各種小動物，點綴在一些菜肴中，栩栩如生，令菜肴色、香、味俱全。西方國家的人們把雞蛋當作主食，幾乎每天必吃。所以，雞蛋是人們最喜愛的食物之一。

◆雞蛋營養價值高

人們愛吃雞蛋，也公認為雞蛋是一種高營養的食物。雞蛋中的蛋白質含量極為豐富，而且易於人體吸收，在眾多食品中，雞蛋含有的蛋白質是生理價值最高的。

此外，雞蛋中鐵的含量也相當高，並能完全被人體吸收利用，是缺鐵患者最好的食物。雞蛋中還含有維生素A、B、D、菸酸等維生素以及鈣、磷、鉀、鎂、鈉等礦物質，是強壯身體的理想食品。

◇多吃雞蛋，無礙健康

雞蛋具有很高的營養價值，同時雞蛋（尤其是蛋黃）中的膽固醇含量很高，這是眾所周知的。膽固醇在人體內的含量一旦偏高，就會引起動脈硬化、高血壓、高血脂等心血管疾病。所以雞蛋自然被人們視為一種危險食物了。

然而，根據現代醫學研究發現，多吃雞蛋，不會引起人體內膽固醇含量升高，反而經常吃一些不含膽固醇，卻富含脂肪的食物倒會引起人體內膽固醇含量的升高。這是怎麼回事呢？原來，蛋黃中不僅含大量膽固醇，還含有豐富的卵磷脂，卵磷脂可以使血漿中膽固醇和脂肪顆粒乳化，便於人體組織吸收利用，不囤積在血管中，就不會引起疾病。

而過多的攝入脂肪，脂肪在腸中酶的作用下轉化為膽固醇，不能被充分吸收，就會積聚起來。所以，要防範心血管疾病的發生，不必忌吃雞蛋，但千萬不能多吃脂肪。

◆雞蛋是一種物美價廉的美容妙品

中醫許多美容古方中都用到雞蛋，不論內服外敷，雞蛋都具有特殊的美容功效，而且雞蛋隨處可見，物美價廉，可以稱得上是一種美容妙品。

將雞蛋生用外敷，製作面膜，在古方中更是隨處可見，不再一一枚舉。

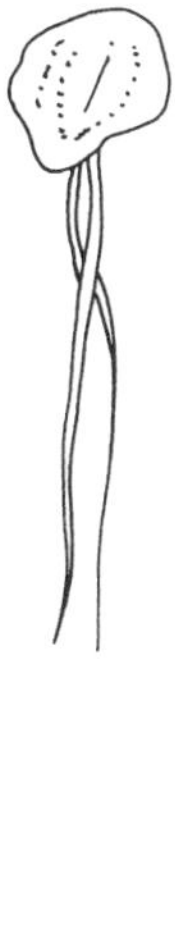

美容食物：豬皮

◆豬皮食用，美味可口

俗話說豬「全身是寶」，豬皮被人們用來製作皮鞋，皮包等日常生活用品，既結實耐用，又美觀大方。但是豬皮的食用價值往往被人們忽視。很多人在烹飪豬肉時都揭去豬皮，殊不知豬皮也是一種富含營養、具有健身美容功效的食物。

只要烹飪得法，豬皮可以做成非常美味的食物。將豬皮煮爛後切碎拌入肉餡中，包出的包子鮮美多汁，中國名點湯包也是這樣做成的。用豬皮還可以製成各種菜肴，比如將豬皮用水煮，加入蔥、薑、鹽、醬油等佐料，煨爛後冷卻凝固，就做成了獨具風味的肉皮凍。

把肉皮煮爛後切碎，與黃豆、辣椒以及各種佐料一起炒煮，即成肉皮辣醬，鮮美可口，而且不會影響肉皮的營養成份。

◆豬皮藥用，代替阿膠

我們知道用驢皮熬煉出的膠狀物質可以藥用，中醫稱之為「阿膠」。而豬皮比驢皮更為常見，所以，就有人研究用豬皮煉製出的動物膠代替「阿膠」。

漢代大醫學家張仲景就已經將豬皮用來做藥，他在《傷寒論》中記載了一張「豬膚湯」方，就以豬皮為主藥，具有「和血脈，潤肌膚」的功效。豬皮性味甘涼，有活血化瘀、補益精血的作用，具有良好的藥用價值。

◆豬皮中含有豐富的膠原蛋白

豬皮中蛋白質的含量是豬肉的二．五倍，其中絕大多數為膠原蛋白，另外豬皮中還含有大量碳水化合物，其含量約為豬肉中含量的5倍，而豬皮中脂肪的含量卻只有豬肉的二分之一。

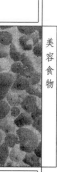

現代生物學研究發現，膠原蛋白是生物體中水的結合體，如果人類身體中缺乏膠原蛋白，會使體內細胞的貯水機能發生障礙，使人「脫水」，輕則影響皮膚健康，嚴重的時候會出現眩暈、昏厥等症狀，甚至危及生命。

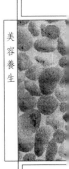

所以說，常吃豬皮，可以及時補充體內的膠原蛋白，以維持皮膚的美觀健康和人體正常的生命活動。

◆豬皮外敷，除皺美容

將豬皮熬湯所得的膠狀液體用來做塗敷臉部的面膜在《東醫寶鑒》中就有類似的記載。因豬皮的精華——膠原蛋白製成的面膜，可以使皮膚緊繃，達到除皺美容的目的。此外，面膜中豐富的營養成份可以直接被皮膚吸收以滋潤營養皮膚，令臉部皮膚更具光采。

◆食豬皮，補皮膚

在日常生活中，人們最常用的一種治療方法就是「吃什麼補什麼」。

骨折的人要吃骨頭湯，腎病患者的家屬常給其燒豬腰來補充營養。這是千百年來中國百姓日益形成的習慣，也是人們日積月累總結出的一種醫療經驗，不能說全無道理。因為人體各部分器官與許多動物體內的相仿器官的基本構成成份是相似，甚至是相同的，人體的某一部分受到損害，食用相同的動物器官有利於基本組織的修復和營養。

因此，食用豬皮，對人的皮膚具有榮養的作用，它可令皮膚更具有彈性，消除皮膚上的皺紋，延緩皮膚的衰老。除了對皮膚有營養作用外，常吃豬皮還可以使毛髮光澤。

豬皮燉爛後，易於咀嚼消化，是最適合肌膚毛髮乾枯不榮的老年人食用的美容佳品。

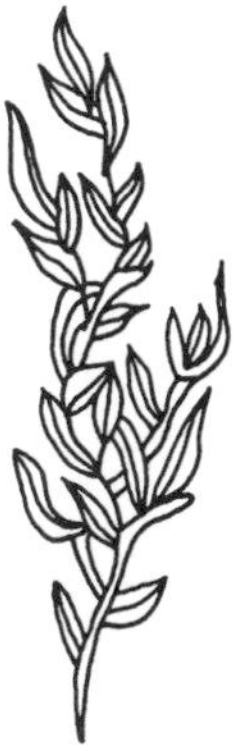

美容食物：牛奶

◆牛奶產品，日新月異

牛奶在我們的生活中隨處可見。隨著現代科學技術日新月異的發展，人們將牛奶加工成各種成品食物，如奶油、奶粉、奶片等，讓牛奶更加易於貯存，不論家居生活還是出門旅行，都可以隨時食用。

但是新鮮牛奶還是以它純正甘美的味道深受人們的喜愛，現代工廠將經過消毒處理的牛奶製成各式瓶裝、袋裝飲品，讓人們能夠隨時喝到純正的新鮮牛奶。近幾年，又出現了各種豆奶、奶茶等奶類飲料，人們把牛奶與其他食品有效結合，創造出更加完美的營養新食品。

◇牛奶飲用，防病抗老

牛奶具有高熱量、高蛋白的特點，並富含人體所必需的脂肪、乳糖、維生素及礦物質等，其中牛奶的鈣含量是所有動物性食品中最高的。

在牛奶中種植乳酸菌生產出的酸牛奶，除了保存牛奶中原有的營養物質外，更多了乳酸等營養成份，並且沒有牛奶的高脂肪含量，是新一代的健康飲料。不但酸甜可口，而且能刺激胃酸分泌，增強胃腸消化功能，促進新陳代謝，能夠降低人體血液中的膽固醇含量，防治心血管疾病，特別適合糖尿病患者飲用。對肝臟病、胃腸病、身體虛弱者和幼兒、老人最為適宜，長期飲用可防止神經系統過早衰老，延年益壽。

◇羊奶人奶，效同牛奶

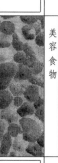

將牛奶代替人奶來哺育嬰兒已經十分普遍。在慈禧太后的美容秘方中就有一條每天飲用人乳的方法，可見每天喝牛奶是可以常保青春的。另外，羊奶也具有營養皮膚的作用，和牛奶的功效十分相似。

美容食物：冬瓜

◆自古以來，冬瓜就是人們喜愛的夏季食物和藥物

冬瓜原產於中國，是夏季百姓餐桌上常見的食物。冬瓜是葫蘆科植物，很早就被人們種植食用，古代被叫做「白瓜」、枕瓜等等。在《神農本草經》中就有關於冬瓜的記載，稱之為「水芝」。冬瓜皮、肉、籽、瓤都有藥用價值。其中冬瓜的皮和肉具有利水消腫的功效，尤以冬瓜皮的效果為佳。

◆冬瓜子具有較高的美容價值

根據現代營養學研究發現，冬瓜子中含有脲酶、皂甙、脂肪、瓜氨酸、

不飽和脂肪酸、油酸等成份，這些成分可以有效地降低血液中脂肪和膽固醇含量，對防治心血管疾病有積極意義。

而且冬瓜子所含有的植物油中的亞油酸等物質是潤澤皮膚的「美容劑」。不飽和脂肪酸可以使容顏紅潤光澤、皮膚細嫩柔滑、頭髮烏黑光亮。所以，冬瓜子具有相當高的美容價值。

◆久食冬瓜肉，輕身健體

冬瓜肉中不含脂肪和糖，是一種減肥食品。古人對冬瓜的減肥療效已經有了較深的認識。《醫部全錄》中就記載了長期食用冬瓜，對「人太肥欲得瘦輕健佳」，說明常吃冬瓜具有非常好的減肥效果。《食療本草》也說：「欲得身體輕健者，則可長食之（冬瓜）」。

◆冬瓜內外合用，悅澤駐顏

冬瓜不僅可以減肥，還是一種標準的美容食品。《本草綱目》認為用冬瓜瓤「洗面澡身」，可以「去黑斑，令人悅澤白皙」；冬瓜仁能「令人悅澤好顏色」。臨床實驗充分表明，冬瓜無論內服還是外用，都有很好的美容效果。

《中華本草》記載了用冬瓜切片，外擦患有痱子的皮膚，對痱子具有「甚良」療效。《御藥院方》記載了一張「冬瓜洗面藥」的方劑，是將一個冬瓜去皮，除滓後熬成膏狀，調和適量蜂蜜，每天洗臉時用來作按摩膏，可以治療顏面黑斑不潔，令皮膚白嫩。

美容食物：絲瓜

◆絲瓜易栽，深受鍾愛

絲瓜原產於東南亞的一些島嶼國家，由於它容易存活，便很快在世界各地生根發芽，成長起來。夏秋時節，是絲瓜果實成熟的季節，每到這時候，絲瓜就成了餐桌上少不了的一味美食，不論做湯還是炒菜，都鮮嫩無比，清新爽口。

如果鮮嫩時不採摘，絲瓜會繼續長老為絲瓜筋，被人們用來清洗碗碟，去污除油，效果良好，如用它洗澡擦身，可以祛除皮膚死皮，是人們喜愛的清潔用品。

另外，絲瓜是爬藤類植物，黃花綠葉青果，非常漂亮，在家中種上幾棵，既能品嘗美味，又有瓜絡使用，還能美化庭院，一舉三得。無怪乎絲瓜為人們所喜愛。

◇藤葉果實，皆為良藥

絲瓜不僅可以食用，還有一定的藥用價值。鮮嫩的絲瓜清熱涼血，具有解毒功效。老的絲瓜絡性平味甘，既有清熱解毒的作用，又能利尿消腫，活血通絡。絲瓜的葉子，可以治療痰多咳嗽，將瓜葉外敷還具有止血消炎的療效。

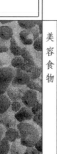

絲瓜藤屬於祛風藥，能通筋活絡、鎮咳祛痰。絲瓜根可以用作消炎藥，能夠祛腐生肌。絲瓜從果實到花葉根莖無一不是治病良藥。

◆常食絲瓜，減肥潤膚

絲瓜水份含量多，並富含多種維生素，是潤膚澤顏的好食品。絲瓜中不含有脂肪，除水份與維生素外含有大量植物纖維、蛋白質，以及多種礦物質成份，是一種理想的減肥食品，所以，常吃絲瓜，可以保持形體的健美和皮膚的白皙光滑。

◆瓜汁防皺，效果奇特

用絲瓜擠出的汁液擦洗臉部，可以防治皺紋。日本一位八十歲高齡的女作家，面部竟無一點皺紋，而她的訣竅就是幾十年不間斷地用絲瓜汁來擦臉。這在幾年前日本《每日新聞》家庭版上刊登的一篇專訪文章中有詳細的介紹。

具體操作方法是這樣的：在離地面約60 cm處切斷絲瓜莖，扯去斷下的藤葉，將剩下的瓜莖切口向下彎曲，插入乾淨的容器中（最好是把長頸的玻璃瓶插入地裡，採取瓜汁），封好瓶口，防止不潔淨的東西污染容器中的瓜汁。採到的絲瓜汁沈澱過濾後，加入很少量甘油、硼酸和酒精，具有潤滑和消毒的作用。

用此瓜汁就可以擦抹在臉上了。用瓜汁美容必須持之以恆，每日不間斷，所以最好是有溫室，四季都可以採到新鮮的絲瓜汁。如果沒有，可以在絲瓜生長的季節多採集一些，貯存在冰箱中，以確保絲瓜汁不間斷的供應。

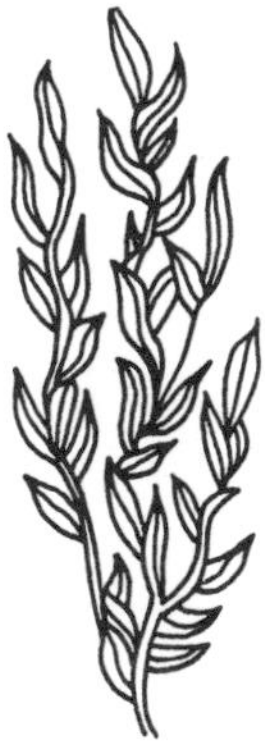

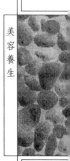

美容食物：橘子

◇橘香味美，品種不一

在四季鮮美的水果中，橘子具有水份足、營養豐富、開胃解渴、酸甜適口的特點，又因為盛產橘子的地諸多，遍布大江南北，各地橘子口味不一，卻同居名品。因此，受到人們的廣泛喜愛。

◇橘皮、絡、核皆可入藥

橘子的藥用價值很高，皮、絡、核，皆為上品藥材。

橘皮能理氣調中、化痰燥濕、清熱解毒。中醫將橘皮用來治療胸腹脹滿、肺燥痰多的病症，並用橘皮解魚、蝦、蟹毒。橘皮中的維生素C含量高於果肉，所以常用橘皮泡水，可以達到防病強身的效果。民間常用橘皮與薑片冰糖一起煎熬熱服來治療風寒表證。

橘絡是橘皮內層的白色筋絡，性味苦平，具有行氣通絡化痰的作用，可以治療痰滯經絡、咳嗽胸痛，以及扭挫傷導致的脅肋引痛。風乾後即可入藥。吃橘子時，連同筋絡一起食用，也可以達到防病效果。

橘核性味苦溫，行氣散結。將橘核焙乾磨碎後，可以治療癰疽腫痛，具有止痛消腫的作用。另外，橘核對疝氣、乳癰、腰痛、睪丸腫痛等疾病也有一定的療效。

◇橘子內服，潤白肌膚

橘子中含有多種有機物、醣類和維生素。橘子中維生素C的含量最高，約是蘋果的10倍、梨的20倍。所以，常吃橘子，是攝取維生素C，以美白肌膚的最好來源。

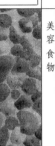

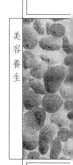

◆橘子外用，祛斑養顏

用橘子來治療臉部的雀斑或微小的瑕疵有非常好的療效。將橘子剝開，用橘汁塗抹在患處，時常如此（最好每日進行），可以令雀斑瑕疵漸漸消退。

將橘汁滴進用來洗臉或洗滌的水中，可以養膚，令皮膚白皙光潔，橘汁也可以用作各種面膜的製劑。將鮮橘汁塗抹在臉上，稍微按摩，溫水清洗後，可以吸出皮膚內的油脂，令毛孔中的污垢排出，常保顏面的清潔，對於防治粉刺效果甚佳。

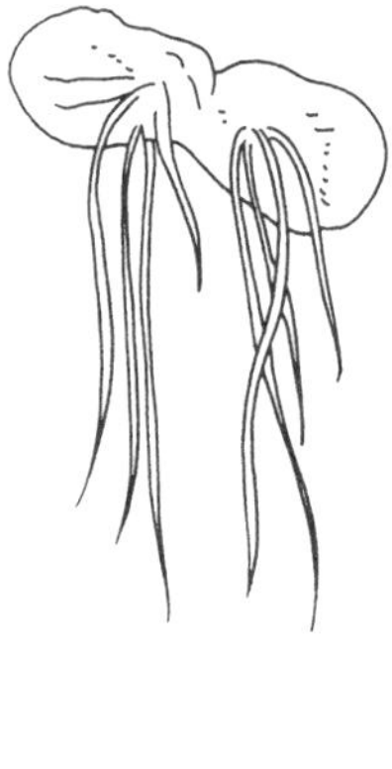

美容食物：山楂

◆山楂鮮果，人間美味

山楂盛產於中國北方，也被稱為紅果、山裡紅，是獨具特色的中國食品。作為果品，山楂可以生吃，酸中帶甜，生津止渴。經過加工後的山楂，可以做成山楂糕、山楂片、果丹皮等食物，自古以來，這些山楂製品就是人們常吃的零食。尤其受到老人和孩子的喜愛。

◆消食化積，中醫良藥

中醫認為山楂具有「消食積，散瘀滯」的藥用功效。可以用來治療疝氣或促使瘡瘍、疔⑭癤成熟，還可以治療飲食內積引起的胃脘臌脹，具有健脾養胃的功效。中藥方劑「大山楂丸」就是以山楂為主藥配製加工而成的。

◇山楂服食，減肥養顏

山楂中含有大量維生素C，是它突出的特點，每一百克山楂中，含有維生素89毫克，約是蘋果的20倍、梨的30倍。每天食用山楂80克，就能夠充足人體維生素C的需要量。所以常吃山楂，也能達到美化皮膚的作用。

由於山楂能夠刺激腸胃分泌消化液，從而起到消食化積的作用，令食物營養更容易被吸收，可以改善血液養分含量，令肌膚紅白榮潤。山楂還是一種具有健身減肥功效的食物。

將山楂做成蜜餞，每日服食，日久則身輕體健，面色紅潤。具體製法如下：將500g山楂洗淨去柄去核，置於鍋中煮熟（不能用銅、鐵鍋），湯汁將乾時，加入蜂蜜200g，文火煮至汁稠即可。山楂活血消脂，蜂蜜營養豐富，兩者搭配便成了既可口又美容的好食品。

◇熟食山楂，須明宜忌

熟食山楂時最好用砂鍋煮，還可以用不銹鋼鍋或鋁鍋，但是千萬不能用銅鍋和鐵鍋來煮。山楂中含有鞣酸，如果用鐵鍋煮食山楂，鞣酸就會和鐵發生化學反應，產生低鐵化合物，導致食物中毒。產生噁心、嘔吐等症狀。所以煮山楂切忌用鐵鍋。

美容食物：蕃茄

蕃茄皮薄多汁，肉質纖細，酸甜可口，味道鮮美，既可做水果生吃，又可用來燒湯做菜。在中國飲食文化中，蕃茄是點綴菜肴色香味形必不可少的一種蔬菜，在大廚師們的手中，小小的蕃茄就可以千變萬化，出現在名肴中。不愧是蔬菜中的佳品。

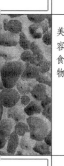

◇營養豐富，防衰治病

蕃茄有很高的營養價值，富含維生素。蕃茄的維生素ＰＰ含量在水果和蔬菜中高居首位。此外蕃茄中的蛋白和礦物質的含量也相當高，２～３個蕃茄中的蛋白質和礦物質含量足以滿足一般人每天的正常需求量。蕃茄中含有的大量蘋果酸和檸檬酸可以協助胃液消化脂肪物質。它的果汁中還含有氯化汞，能夠輔助肝病治療，是肝病患者的最佳食物。

◇美化肌膚，潤澤容顏

將蕃茄用來美容已經十分普遍。蕃茄中高含量的維生素ＰＰ可以維持胃液的正常分泌，促進血液中紅血球的形成，營養肌膚，保護皮膚健康。維生素ＰＰ還可以治療癩皮病。經常食用蕃茄，可以美化皮膚。

蕃茄切成薄片或榨汁外敷，或與其他物質調和製作面膜，都是美顏潤膚的好方法。

◇烹調得法，方能保全營養

由於蕃茄水份多，肉質纖細，所以，如果烹調不當，很容易破壞它的營養成份。在用蕃茄燒湯做菜時，要特別注意燒煮時間不能過長，只要略微燒煮，便可以食用。

美容食物：植物油

◇食油有葷、素之別

食油包括葷油和素油兩種。葷油即從動物脂肪中提煉出的動物油，如牛油、豬油等，常溫下呈固體狀態；素油是從脂肪含量豐富的植物中提煉出的植物油，常見的有菜油、豆油、花生油、麻油等，常溫下呈液態。

動物油與植物油的狀態不同，是因為動物油中含熔點高的飽和脂肪酸較多，而植物油所含的大部分是熔點較低的不飽和脂肪酸。

◆動物油致病，植物油治病

脂肪酸是動物油的主要成份，人體攝入後，可以在體內被氧化，從而產生能量，又可以與甘油結合成甘油三酯，貯存於皮下和內臟器官周圍，保持體溫和保護內臟不受損傷。

但飽和脂肪酸熔點高，甘油三酯也易凝固，沉澱在血管內壁，過多攝入會導致動脈硬化。而植物油中所含的不飽和脂肪酸就不存在這樣的缺點，並且能阻止膽固醇的吸收，所以，食用植物油要比動物油有利於身體健康。

◆植物脂肪，生命必需

各種植物油中含有的亞痲油酸、亞油酸、亞痲油稀酸等不飽和脂肪酸是人體不可缺少的營養物質，人體自身無法合成，必須由食物供給，所以它們又被稱為「必需脂肪酸」。植物油中還含有磷脂、膽固醇以及維生素

E、K等。

◆植物油，當之無愧的「美容油」

不飽和脂肪酸對於皮膚和毛髮的健康至關重要。長期缺少不飽和脂肪酸，會引起皮膚粗糙起皺，頭髮枯脆、易斷裂脫落。相反，人體中有充分的不飽和脂肪酸，就會使皮膚潤澤嫩滑、頭髮烏黑光亮。

所以不飽和脂肪酸被人們稱之為美容酸。富含不飽和脂肪酸的植物油自然成為當之無愧的「美容油」了。

◆食油外用，各顯美容功效

食用植物油中因為含有不飽和脂肪酸，都具有美容功效，然而植物油因特點不同，所發揮的美容功效也各有側重。

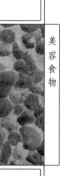

麻油係從芝麻中提煉出的油料，所以養髮護髮的功效最好。用麻油按摩頭皮，具有生髮烏髮的作用，可以用來治療髮枯不榮或斑禿、少年白髮

等疾病。

麥芽油一向被稱為「美容油」，對皮膚的滋養有特殊功效，用它來擦洗臉部或調成面膜，可以潔膚潤膚，減輕臉部斑痕。

將玉米胚芽用來榨油，所出的玉米胚油用來外擦臉部，可以提供給皮膚營養，舒展皺紋，具有抗皮膚衰老的作用。

5 美容中藥

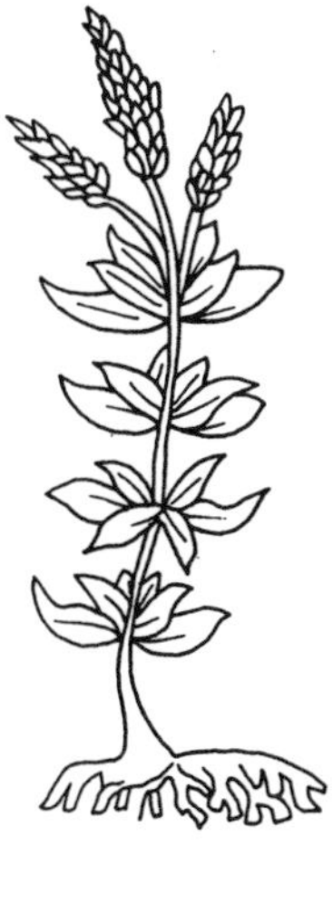

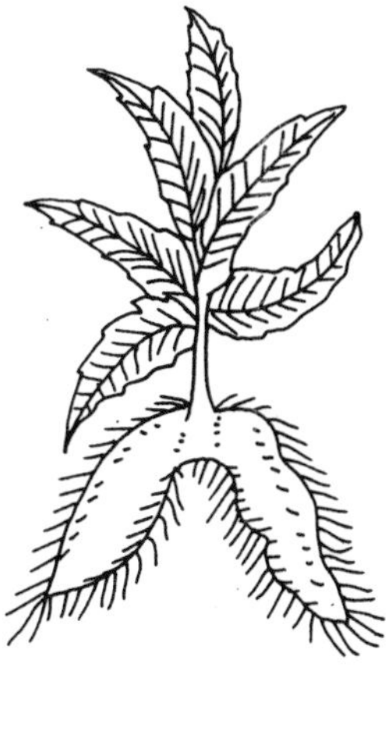

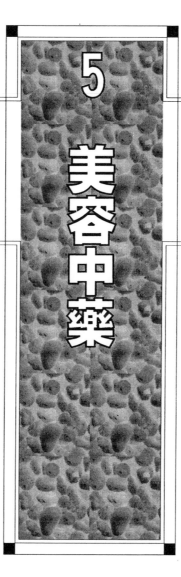

返璞歸眞用中藥

◆自古流傳的中藥美容

將紅蘭花汁、鳳仙花汁、青黛用來染指描眉，化妝美容；何首烏、人參、珍珠粉內服以烏髮養顏，常保青春。這些中藥美容的方法，在古代早已廣泛流傳，盛行一時。各種中醫古典著作中都有關於中藥美容的記載，並例舉出形形色色的美容中藥。

《神農本草經》認為枸杞子「內服堅筋骨，輕身不老」、麥冬「內服輕身不老」。《本草綱目》認為「桑椹……久服不飢，安魂鎮神，令人聰明變白不老」；靈芝「久服輕身不老延年」；山藥「益氣力，長肌肉，強陽，久服耳目聰明，輕身不飢，延年」。《修真秘訣》中記載地黃「服百日顏如桃花，服三年令人長生不死」。等等都提到了中藥的健身美容功效。

◆形形色色的美容中藥

具有預防機體衰老作用的中藥，大都有保護皮膚、延緩皺紋發生的功效。特別是補益、理氣、活血、清熱、祛風等類的中藥為多見，如常服核桃，補益健腦，抗老防衰。

靈芝、人參可以增強機體的免疫力，麥門冬具有強陰益精的作用，令人肥健，美顏色；常服松子使人百日輕身；茯苓可以祛病延年；玉竹能潤腸通便，益氣潤肺；槐實有維腦絡通的功能；白朮可以使人循環協調；久服菊花，令人容顏不老等等。

這些藥物都可以延緩機體衰老，防止面部皺紋的出現，是美容的益友。另外，具有美容效果的中藥還有枸杞、首烏、大棗、刺五加、黃精……，不勝枚舉。

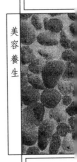

◇別具一格的藥膳美容

民以食為天，一日三餐離不開飲食，所以透過飲食進行美容毫無疑問的成為美容的最佳方法。而藥膳美容，正是把中藥美容與飲食融為一體的美容妙法。

服食藥膳，能收到藥療和食療的雙重效果，既發揮藥物力收效快的特點，又具有食物性和味滋、可口宜人，兼補脾胃的特長，還可以緩和藥性，避免產生副作用，是中醫學中特有的美容方法，自成體系，別具一格。

◇「重返大自然」的中藥化妝品

安全無副作用是中藥美容的一大特點。所以科學技術高度發達的當今社會中，中藥美容越來越受到更多人的青睞。

由於社會、歷史、文化發展等眾多因素，中藥美容曾一度為人們所忽視，取而代之的是種類繁多的化學製劑的化妝用品。在化學化妝品的初級階段，它們只能化妝而談不上美容，有些化妝品甚至會導致產生色斑、粉刺等皮膚疾病，不美容反而損容。

隨著科技發展，化學合成的化妝品越做越精細，但它們的弊病和副作用卻越來越多的被人們所看清，於是美容又到了重返大自然的時代。

返璞歸真，使用中藥，是大勢所趨，是世界化妝品發展的新方向。中草藥和現代文明完美結合生產出的化妝品具有養顏護膚，減皺去斑，令皮膚細膩的作用，美髮品可以使頭髮烏黑亮澤，豐滿不落，而且無毒無副作用，成為美容養顏的最佳選擇。

健身養顏靈芝之草

◆靈芝仙草，能醫百病

靈芝在自古以來的各種傳說和民間故事中被描寫成能醫百病的活命仙

丹。雖然靈芝未必能治療百病，但是它的藥用價值卻是普通藥材所不能相比的，為歷代中醫藥學家所重視，被看作是滋補強身的一味珍貴藥材。

靈芝屬於擔子菌類多孔植物，《神農本草經》記載靈芝具有「益氣血、補中、增智慧」的作用。中醫認為靈芝味甘性平，對五臟六腑都有溫補作用，能夠養陰益肺、補肝腎、養心陰、利脾胃，可以治療心肺氣虛、肝腎陰虛等虛性病症。

◇靈芝強身，延年益壽

靈芝種類繁多，藥用價值也各有不同。現代藥理學研究表明，靈芝中含有各種營養成份和有機酸、甘露醇、生物鹼、揮發油、麥冬甾醇、香豆精、內酯、樹脂、甙類，以及各種酶類等食物中少見的化學成份。

實驗証明，靈芝能夠有效的提高體內T細胞比值，增強巨噬細胞吞噬能力，降低人體內糖份和膽固醇含量，還可以改善睡眠、增進食慾。適量的服食一些靈芝，具有強身健體、延年益壽的功效。

◆常服「仙草」，容顏不老

靈芝除了有強身健體，防治疾病的功能外，還能夠養顏護膚，延緩衰老。李時珍認為靈芝有「好顏色，久服輕身不老延年」之功效。《太平聖惠方》中也記載了有關靈芝的美容用途，指出服靈芝「十日輕身，二十日一切病止，三十日身如白玉」。

由此可見，靈芝對於皮膚衰老的防治作用很大。另外，常服靈芝，可以調補氣血，使肌膚得到充分營養，日久便會使皮膚變得細膩柔滑。上品靈芝還可以令白髮轉黑。

◆靈芝美酒，健身養顏

中國古代保健佳法、藥膳中的很多名菜都用到了靈芝。說明靈芝的食用方法諸多，不拘泥於藥用。如將靈芝浸酒製成的靈芝美酒，更因為功效獨到，飲用方便而從眾多古方中脫穎而出，具體製法是這樣的：將100g靈芝浸泡在一公升米酒中，密封貯存，一週以後就可以開始飲用了，隨飲隨加入米酒，直到靈芝藥性盡出。常常飲用可以強身健體、安神養心、潤澤容顏。

皺面還丹數人參

◆人參被列為補藥之王

提到中藥補品，人們首先想到的便會是人參。可見人參是一種珍貴稀有之物，但它的價值卻早已經被人們所發現。中醫在二千多年以前已經懂得用人參來養生治病。

古人認為人參為補藥中的王者，能夠起死回生，返老還童。長成人形的千年人參更被視為補藥之中的極品。

◆人參自古以來就被稱為「皺面還丹」

人參中因含有豐富的營養成份，是美容潤膚不可多得的一味佳品。人參中的人參皂酸和人參醇以及多種維生素，具有抗膽固醇、促進皮下毛細血管的血液循環的作用，可以藉此潤養皮膚，令皮膚恢復彈性和紅潤。

此外，還可以防止動脈硬化，從而延緩皮膚的衰老。人參中含有的多種礦物質，礦物質可以達到調節皮膚水分平衡的作用，從而有效防止皮膚乾燥起皺。所以，人參自古就有「皺面還丹」的美稱。

◆人參美髮，效果顯著

常服人參，能夠刺激全身各部血液循環，令血液上承百會，加強頭皮的血液供應。另外，人參具有擴張毛細血管的作用，尤其能令頭皮部的血管血液循環更為通暢，達到榮養頭髮的作用。

經實驗也証明，常服人參，可以提高頭髮的柔韌和彈性，防止頭髮斷裂脫落，對已損傷的頭髮有修復作用。現代醫學理論亦認為，人參之所以具有美髮功效，是因為人參皂甙大量吸入頭髮纖維內部後，可以令頭髮秀美潤澤、烏黑、光亮。

烏髮卻老枸杞子

◆古人稱枸杞子為「卻老」

枸杞子的古稱很多，其中有一個為「卻老」，說明枸杞子具有延緩衰老的功效。《神農本草經》認為久服枸杞子，可以「堅筋骨，輕身不老」。《藥性本草》說「枸杞補精氣諸不足……明目安神，令人長壽」。

唐代大詩人劉禹錫也寫詩讚美枸杞子道「上品功能甘露味，還知一夕可延齡」。可見，稱枸杞子為「卻老」，真是恰如其分。

◆常服枸杞子，烏鬚髮，美容顏

中醫學認為，枸杞子性甘味平，具有滋補肝腎、補血明目之效，同時也是一味美容要藥。可以潤容顏、烏鬚髮。古醫書《延年方》中稱枸杞子能「長肌肉，益膚色」，《太平聖惠方》中以枸杞子、地黃二味藥，治療臉部黑色斑點。可見，枸杞子的美容作用早已眾所周知並被加以利用。

◆枸杞根皮，美髮佳藥

地骨皮，是一味清虛熱的要藥，它是枸杞的根皮，也是一種美髮佳藥。古人認為地骨皮具有「變髭髮，益氣血，令終不白，但黑潤而已」。的神奇功效。

實驗証明，以地骨皮為主藥配成的古方「地骨皮丸」治療少年白髮和脫髮具有較好的療效。平日適當的服用一些地骨皮，具有烏鬚髮的作用，可以令一頭秀髮黑亮不枯。

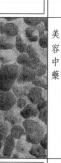

美容駐顏珍珠粉

◆珍珠入藥，療效非凡

珍珠素來是人們喜愛的妝飾品，它高貴華麗，光彩奪目。但是，珍珠入藥，是一味名貴藥材。珍珠研磨成細末入藥稱為「珍珠粉」。內服具有化痰、養心的功效，外敷可以生肌，用以加快傷口癒合。另外用珍珠粉配製眼藥，還可以治療目翳。

◆《本草綱目》認為珍珠為美容佳品

珍珠能夠養顏，已經是眾所周知。尤其是婦女喜愛用珍珠穿成項鏈戴在脖子上，不僅美觀，而且具有避邪養膚的作用。《本草綱目》記載：「珍珠粉塗面，令人潤澤好顏色，塗手足，去皮膚逆臚。能化面去黑斑，令光澤潔白」。可見，珍珠的美容功效被人們所認識已不是一朝一夕的事情了。

◆牡蠣與珍珠同效，可以代之

珍珠價值不菲，在中醫美容古方中以珍珠粉為主藥的美容藥劑也並不多見，大多數以牡蠣殼研末為粉，代替珍珠藥用，效果同樣不凡。

牡蠣與珍珠成份相似，所以它們的美容功效在仲伯之間，而且牡蠣價格並不昂貴，深受眾多醫家喜愛。《千金要方》和《普濟方》等著名方書中均有以牡蠣為主藥，治療臉部黑斑與皺紋，從而美白皮膚的記載。

烏髮不老桑椹好

◆桑椹，俗稱「桑果」，是一種健康食品

桑椹，是桑樹的果實，民間俗稱為「桑果」，其色烏紫，成熟的果實

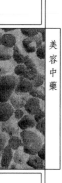

甜中帶酸，是人們喜愛的水果。它含有豐富的維生素和果糖以及葡萄糖類，是一種健康食品。

◇桑椹為補肝益腎之良藥

桑椹，性味甘寒，入肝、腎經，是一種補益藥。它具有滋陰養血，補肝益腎，清虛火，祛風濕的藥用功效。古人認為桑椹「滋肝腎，充血液，祛風濕，健步履，熄虛風，清虛火」，可以治療肝腎陰虛所致頭暈目眩、耳鳴盜汗。

◇桑椹烏鬚髮，令顏容不老

《本草綱目》認為桑椹具有「久服不飢，安魂鎮神，令人聰明，變白不老」的功效。可見桑椹的美容作用早已為人們所熟知。《本草求真》中也提到桑椹可以「烏鬚黑髮」。《滇南本草》中也說桑椹「益腎臟而固精，久服黑髮明目」。

腎主黑色，桑椹色黑而歸腎經，所以中醫認為「桑椹子色黑入腎而養血」。所以能夠營養毛髮，令白髮變黑。除了美髮功效外，桑椹還可以入肝養血令雙目明，可以治療雙目暗淡無神。古方文武膏即為桑椹膏，具有治療血虛面色不榮和肝腎虧損引起的鬚髮早白等損容病症，而且療效顯著。

◆桑椹既可生吃，又能熟食

桑椹新鮮時生食，可以作水果。每日吃上一小把，可以養髮烏鬚。用桑椹煎湯後入冰糖作為日常飲品，稱為桑椹冰糖湯，既方便，又可口，具有文武膏的藥用功效。

此外，桑椹還可以加工成果汁、果醬等，便於貯藏，在沒有桑椹的季節裡，也可以不間斷的食用桑椹加工品，令桑椹的美容效果更加顯著。

6 按摩美容

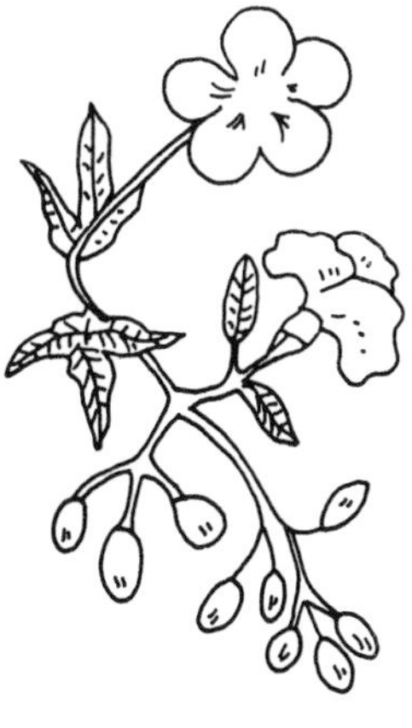

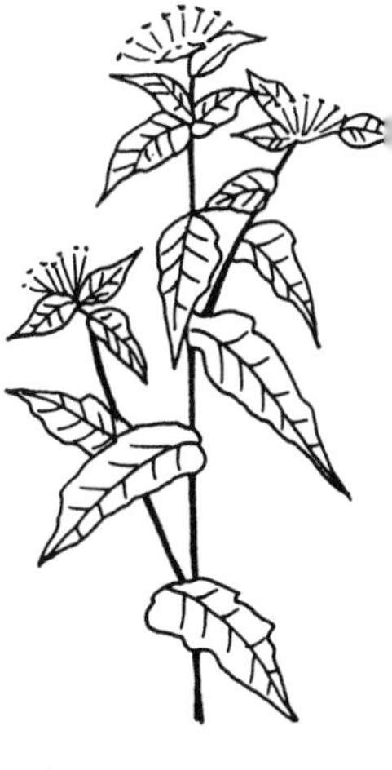

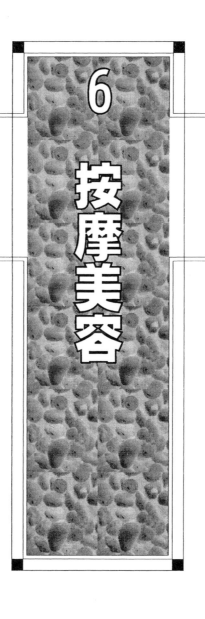

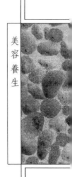

按摩養顏，調和氣血

◆按摩，從古至今都被視為自我養顏美容的最好方法之一

從初有人類的時代起，人們就懂得了用按摩來療傷。隨著人類社會的不斷進步，按摩手法與技巧越來越完善，並逐漸應用於醫療、保健、養生、美容。尤其是臉部按摩，被人們用來養顏在歷代醫家的著作中都有提及。

南北朝時期陶弘景所著《養性延命錄》中記道：「……摩手令熱以摩面，從上至下，去邪氣令人面上有光彩……」隋代巢元方等編著的《諸病源候論》中有：「雞鳴以兩手相摩令熱，以熨目，三行，以指抑目。左右有神光，令目明……」

唐代孫思邈在《千金翼方》中記載的「彭祖烏髮白面法——清旦初以左右手摩雙耳，從頭上挽兩耳又引髮，即面通流。如此者，令人頭不白，耳不聾。又摩掌令熱以摩面……令人面有光。」等等，都說明了古人在長期實驗中已經形成了一套完整的臉部美容按摩法。時值今日，在形形色色的美容院中，按摩，仍是必不可少的一項美容方法。

◆按摩可以疏通經絡，和暢氣血

按摩美容是一種透過運用不同手法，刺激人體的某些穴位或部位，以消除疲勞和美化面容為目的的美容手法。

中醫學認為，按摩可以刺激穴位，疏通經絡，並能透過經絡的傳導作用來促進機體營衛氣血的化生，經脈、氣血的流暢，陰陽氣血的旺盛，以維持陰陽相對平衡，保春駐顏。

◆按摩可加速血液循環，提高皮膚適應性

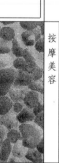

現代醫學認為，透過按摩，一方面可以促進臉部毛細血管擴張，加速血液循環，改善皮膚營養，同時可以除去臉部衰老萎縮的表皮細胞，改善

臉部細胞的呼吸功能，促進皮下汗腺、皮脂腺的分泌，令肌膚光澤自然而富有彈性，進而消除皺紋和斑點，延緩衰老，達到駐顏保春的目的。

另一方面，透過按摩，可以使皮膚適應外界刺激，提高皮膚對氣候變化的適應性。

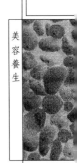

◆按摩美容，須識禁忌

按摩美容簡單易學，而且隨時隨地可以進行，不受時間空間限制，不失為一種極佳的美容方法。但是，在進行按摩美容時一定要掌握正確的方法，適時適度，切不可盲目從事。

過多的臉部按摩會加重皮膚的負擔。所以，我們不需要每刻不停地按摩臉部，最好的方法，是選擇一個適宜的時間，定時進行按摩，可以收到事半功倍的效果。

在進行臉部按摩時，一定要視皮膚情況而定。當皮膚情況良好時，方可以進行按摩。如果皮膚生癬或有過敏等現象時，千萬不可以進行按摩，不要誤認為摩擦臉部可以加速血液循環，有利於皮膚病的治療。

◇指壓按摩，除皺順紋

＊推前額 此法可防治前額抬頭紋。方法：兩手摩疊擦熱，將兩手掌小魚際並置印堂處，小魚際緊貼前額向兩側稍用力分推30～40次。或採取下列方法：儘量睜大雙眼，揚起眉毛（雙眉同時揚起，不可一高一低），然後恢復自然狀態，重複12次，逐漸加快速度，雙手的食、中、無名指相併，平放在前額上，六指指腹由前額簇下推移至眉弓，同時抑制向上高抬眉眼的企圖，反覆12次。

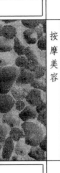

＊除眼尾紋法 此法可以防治眼角魚尾紋。方法：緩慢閉上雙眼，下眼皮上抬，上下眼皮間形成細縫，然後將雙手的食指或中指指腹固定在形成皺紋的眼角上，持續10～20秒，閉上眼睛，鬆弛休息數秒鍾。重複練習5～6次。再大大地睜開眼睛，對著鏡子不眨眼的瞪著自己10～15秒，然後閉上雙眼放鬆數秒鐘，重複5～6次。

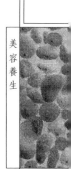

＊除笑紋法　此法可以防治笑紋，並有利於牙齒健康。方法：吸氣，閉緊雙唇後吹氣令腮鼓起，吐氣，再鼓腮，再吐氣，反覆10～20次，然後對著鏡子微笑，把雙手的中指和食指按放在笑紋上，持續5～6秒，然後鬆弛片刻，再重複5～6次。再吹氣鼓腮，把口中氣體先移至上嘴唇後再移至右腮幫，再移至下嘴唇，最後至左腮幫。重覆練習10次，再後將氣由下嘴唇移至右腮幫、上嘴唇、左腮幫，重複練習10次，最後用舌頭代替氣體，按順、逆時針方向按摩牙床和牙齒、腮幫各10次。

＊除紋防癱法　此法可以防治魚尾紋及笑紋，還可以預防面癱的發生。方法：向前伸出嘴唇，微張嘴，形如離水之魚，重複10～20次。合上嘴唇，上抬嘴唇，呈似笑非笑狀，保持此種狀態5秒鐘左右，食指緊按住外眼角附近的魚尾紋處，而大拇指緊緊按住嘴，重複練習5～6次。緊閉雙唇，以右手的拇指、食指指腹分按於嘴角的笑紋處，重複練習5～10次。使上頜骨同時連同嘴唇向左右連續不斷地移動10～20次，速度由慢到快逐漸加速，然後放鬆臉部。

＊指壓防治魚尾紋　具體操作方法，以雙手食指按住雙側目內眦處的睛明穴，每秒作中強度按壓一次，共按壓5～10次，再用食指垂直按壓眼框下承泣穴，每秒按壓一次，共按壓5～10次，然後按壓雙側目外眦處的瞳子髎穴，每秒按壓一次，共按壓5～10次。

＊經絡除皺法　此法根據經絡相聯的理論，透過刺激與臉部經絡相對應的部位，達到消除臉部皺紋的目的。方法：以一毛刷自上而下用力按摩大腿外側部，重複5次，然後同法按摩大腿後側，重複5次，再在大腿前側自上而下斜向按摩10次，再從肩周部到指中處做垂直按摩，重複5次，再治背部正中線從肩胛開始到尾椎骨止，做垂直按摩，重複5次，然後以正中線為界，向左右兩側做橫向重按摩，各做10次。

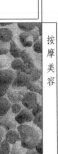

＊臉部自我按摩除皺指法　㈠除額紋：以雙手拇指內側指紋由眉弓至髮際，從中線至兩側單向按摩。㈡除魚尾紋：雙手拇指按住兩側太陽穴，食指微屈，順眼睛周圍環狀輪匝肌走向反覆做順、逆時針方向按摩；或食指由內側睛明穴起，自上眼眶至太陽穴單向按摩，到達太陽穴後稍加揉按，

再從睛明穴起經下眼眶至太陽穴單向按摩，再按太陽穴片刻。㈢除笑紋：以雙手大魚際按壓鼻兩側，稍後由鼻側向耳際輕抹。以雙手大魚際沿鼻唇溝從鼻翼向鬢角方向輕抹。以雙手食指、中指、無名指指尖由下巴起沿下頜骨至耳後輕揉皮膚。

◆按揉摩擦，養顏美容

＊擦腎俞　此法養腎固精，美容去斑。方法：端坐，雙手手掌按放於腰部左右腎俞穴上，然後以雙手手掌向下單向推擦30次左右，至局部發熱時為佳，注意用力適中，避免擦傷皮膚。

＊揉關元　此法調補脾胃，養顏祛斑。方法：雙手掌相疊，按壓於臍下關元穴，調整呼吸約一分鐘，掌下有微溫重著或溫熱感後，兩手掌順時針揉壓30次，逆時針揉壓30次。

＊經絡除斑法　此法根據中醫經絡理論，利用按摩與臉部經絡相聯部位，達到祛斑美容的目的。方法：在腿內側做輕抹按摩，自上而下，重複

5次，用大拇指按壓雙膝內側凹陷處，頻率為每3秒鐘5次，自雙肩胛骨之間向下做直線按摩，然後從中間向外側做局部按摩，重覆10次，並用雙手食指、中指、無名指指腹沿臉部從下顎向上至兩側口角，循鼻柱兩側上至額頭順髮際向下至臉頰反覆按摩5次。

＊經絡除瘡法　此法同上法，有治療臉部痤瘡的作用。方法：以雙手按摩雙腿外側，自上而下反覆5次。分別以雙手食指、中指及無名指按摩腕部至指端反覆5次。從腰上部起以毛刷自上而下單向按摩，反覆5次，再從中線起向兩側單向按摩10次，再用指按壓肱骨與鎖骨關節凹陷處及肘窩處，頻率為每3秒鐘5次，再以毛刷按摩雙腿內側和大腿後側，自上而下分別為10次和5次。

◆揉搓按摩，美髮護髮

＊揉搓烏髮法　此法可改善頭皮內部微細結構，達到烏髮作用，可治少年白髮。方法：以雙手十指揉搓頭皮。先從前額經過頭頂部到枕部，再

以額部經雙側太陽穴到枕部，每次按摩時間為1～2分鐘，每分鐘來回揉搓30～40次，以後可以逐漸延長按摩時間至5～10分鐘，揉搓速度也可以加快到每分鐘50～70次。按摩時掌握力度，不可擦落頭髮。

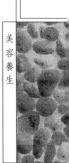

＊揉中脘穴　此法健脾和胃滋養毛髮。方法：左手手掌置於右手掌下，重疊於上腹部的中脘穴處，先逆時針揉按50～100次，再將右手手掌置於左手掌下，順時針揉按50～100次。

＊點腎俞穴　此法補益固精，益腦生髮。方法：雙手握拳置於後背，用食指指掌關節抵於腰椎兩側的腎俞穴，點按40～60次，再將雙手互搓生熱，置於腎俞穴處搓擦30～50次。

＊揉風池穴　此法有健髮防脫的功效。方法，以雙手其他四指輔助拇指固定於腦後風池穴處，以指腹揉按，每分鐘120次左右。

＊揉按百會穴　此法功效同上。方法：用雙手食指或中指按壓頭頂百會穴，或在百會穴上做回旋揉動，直至有麻脹感覺，再將雙手握空拳，輕輕叩擊百會穴5～10分鐘。

◇五官按摩，聰耳明目，通絡活血

＊推頸明目法 此法可以疏通經絡，行氣活血，治療多種眼疾。方法：將雙手除拇指外四指併攏，中指置於腦後風池穴上，揉按2秒，局部產生酸脹感後，四指腹由上而下，分別沿脊柱兩側下推至肩部，然後再從頭做起，反覆30次。

＊掐捏中指法 此法依據中醫經絡理論，具有疏經調氣、明目解乏的作用。方法：以雙手拇指、食指指甲分別掐捏另一只手中指指甲兩側，用力適中，以稍感疼痛為度，一掐一放為一次，反覆60次。

＊推額提臉方 此法理氣活血，通經提臉。方法：除拇指外，雙手四指併攏伸直，指腹置於眉上，向上推前額而帶動臉上提，一提一鬆為一次，反覆100次。推動速度可由慢加快。

＊點三里穴 此法健脾益氣，活血濡脈。方法：用雙手中指指尖點按膝下足三里穴，用力適中，以局部出現酸脹感為度，約60次左右，注意不

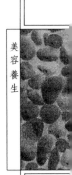

可以指甲壓按，按壓前需修剪。

＊分推眼袋法　此法可散瘀消腫，防治眼袋。方法：將雙手拇指及食指的第一指節指腹置於下眼瞼正中位置，沿下眼眶輕緩分推，將拇指及食指分推到睛明穴和瞳子髎。

＊點迎香穴　此法宣通鼻竅，防治各類鼻症。方法：用右手中指、食指分別點按迎香與上迎香兩穴，以局部出現酸脹感為度，點按2秒放鬆1秒，約需30次左右。

＊揉合谷穴　此法疏風通絡，宣發肺氣，防止頭面五官各類疾病。方法：用雙手拇指指腹分別按揉另一隻手合谷穴，用力稍重，以局部出現酸脹感為度，以酸脹向上移動為佳，各揉按30次左右，不可多按。

＊浴鼻法　此法宣通鼻竅，防治各種鼻部疾病。方法：雙手拇指互擦生熱微屈，雙手握空拳，以拇指背沿鼻柱兩側，用力摩擦，上下反覆，以10～20次為度。

＊揉按鼻翼　此法健美鼻部皮膚。方法：以兩手大拇指或食指、中指

的指腹，輕輕揉按鼻兩側迎香穴，稍稍發熱後，再由鼻翼兩側緩緩向上按摩，經睛明穴，至攢竹穴後再揉按片刻，反覆10次。

＊揉捏耳廓 此法通絡活血，增強體質，聽耳美膚，尤其可以防治凍瘡。方法：將雙手拇指置於同側耳背，食指在前夾兩耳耳廓，食指屈曲，其側面置於耳翼上，由上而下，由內向外揉捏耳廓，全部捏到為一次，反覆10次，至兩耳發紅，感覺熾熱，雙手再揉捏同側耳朵，用力稍輕，做後放鬆。

＊揉按耳竅 此法疏通耳竅，可防治耳鳴耳聾。方法：以兩手食指按於聽宮穴處，中指按於耳門處，吸氣時張開嘴，食指和中指向後向上揉按，呼氣時閉嘴，食指和中指向前向下揉按，反覆9次。

＊鳴天鼓 此法開竅聰耳，可預防耳鳴以及耳聾等疾病的發生。方法：雙手手掌橫置抱於頭後，掌心蓋耳，雙手中指交接於枕後隆突處，食指重疊於中指之上，然後用力滑下，彈擊風府穴處，使耳內咚咚作響，反覆滑擊30次。

＊擦耳法　此法理氣活血聰耳。方法：兩手手掌互搓生熱，輕捂於耳前，兩手大魚際同時向上推擦會聰、聽宮、耳門、頭維等穴位，然後用雙手小魚際摩擦側頭部，由前上方向下向後，循率谷、顱息、瘈脈、翳風等耳周穴按摩，再轉掌以大魚際上擦耳前，反覆9次。

咀嚼鼓腮，潤面養顏

◆咀嚼美容，有一個優美的傳說

著名大文豪蘇東坡，到老年時仍舊容貌健美，身體健康，才思敏捷。其中有什麼奧秘嗎？他自己把這些歸功於幾十年如一日，每天堅持嚼服煮熟的芡實。

芡實，是一種睡蓮科一年生水生植物芡的成熟種仁，質地堅硬，有補腎固精、健脾開胃的功效。常年咀嚼芡實，使蘇東坡的臉頰肌肉得到鍛鍊，防止了皺紋的產生，所以到老，他仍然青春煥發。

◆鼓腮，一種美容保健操

人們常用「吹鬍子瞪眼」來形容一個人生氣時的樣子。生氣，無論從美容角度還是健康角度來說，都不是一件好事，但是「吹鬍子」也就是鼓腮，只要方法得當，還可以稱得上是一種臉部保健操呢！

◆咀嚼鼓腮可調暢氣血，生肌養顏

中醫學認為，咀嚼和鼓腮兩項臉部運動，可以鍛鍊臉部肌肉，調暢臉部氣血，使之充足，令臉龐榮潤有澤，是養顏妙法。另外，咀嚼美容所指的細嚼慢咽也是中醫自古以來的養生法之一。

◆咀嚼鼓腮可改善臉部血液循環，加強營養供應

現代醫學認為，咀嚼動作可以有效地鍛鍊牙齒和咀嚼肌，和鼓腮動作

一樣，幫助增粗臉部肌纖維，增加臉部肌肉皮膚的彈性。另外，鼓腮動作還可以促進臉部皮膚的新陳代謝，使皮膚潤澤。

細嚼慢咽使得食物充分磨碎，有利於腸胃對食物的吸收，使人體營養充分，自然而然體現於臉部，呈現出紅潤飽滿、富有光澤的樣子。這與中醫所說「氣血津液皆上熏於面」不謀而合。

◇鼓腮美容，方法各異

進行鼓腮美容，有三種不同的方法：

＊鼓腮按摩法

閉住口唇向外吹氣，直至腮部鼓起。這時，用一隻手的拇指和其他四指，輕輕摩腮部，直到腮部發熱為止。這樣的按摩可以防止腮部肌肉萎縮塌陷，有利於臉部健美。

＊鼓腮拍擊法

閉緊雙唇，向外吹氣，使腮部鼓起來，然後用兩手空心掌同時由上而下輕輕擊頰部，使氣從口中慢慢洩出，直到口中沒有餘氣為止，反覆進行30～40次。

＊閉緊口唇向外吹氣，使腮部鼓起來

這時，不用做按摩，只要保持該姿勢大約10分鐘，然後慢慢吐出嘴中氣體，再重覆鼓腮、吐氣，反覆進行50次左右，每天做2～3次。這種鼓腮吐氣法簡便易做，而且不影響其他工作，是進行鼓腮美容的最好方法。

堅持鼓腮運動幾個月後，就可以收到明顯的效果，使顏面得到改善，令臉色紅潤，健康飽滿。特別適用於面黃肌瘦者。

◇咀嚼美容，須知利弊

雖然咀嚼有利於美容，但是，如果長期使用一側牙齒咀嚼食物，不僅不會使面容健美，反而會形成一側飽滿，另一側卻萎縮乾癟的臉部畸形。更為嚴重的是，很多人患有齲齒，一側牙有損傷，常會在不知不覺間習慣性的使用一側牙齒，在這個時候，咀嚼是否有利於美容就很難說了。所以，在咀嚼食物時，一定要注意同時使用兩側牙齒。

7 氣功美容

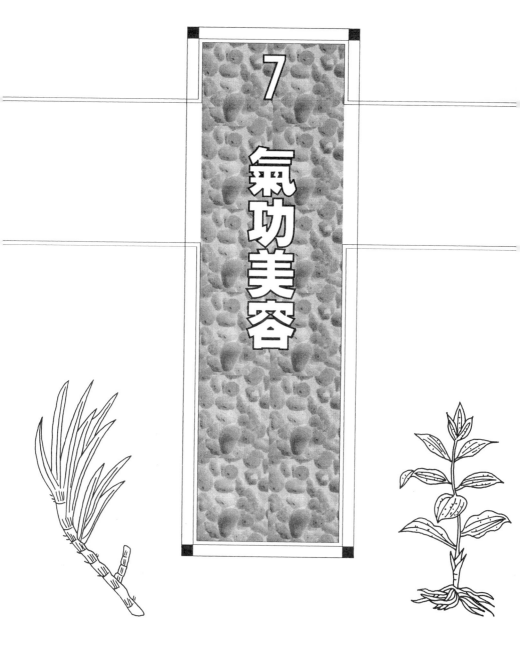

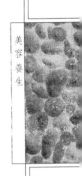

眞氣調和，延年悅澤

◇氣功美容法是中華醫學寶庫中的一枝奇葩

我國唐代著名醫學家孫思邈到老年時仍然體格健壯，活到一百多歲。他長壽的秘訣究竟是什麼呢？這不僅與他合理的飲食起居有關，更和他長年操練氣功導引分不開。氣功是中華醫學的瑰寶，它產生年代久遠，功效奇特，是中醫傳統治療方法之一，也是養生、美容的妙法之一。

◇中醫認為人體「真氣」是生命活動的原動力

中醫學理論將「一身之氣」又稱「真氣」分為「先天之氣」和「後天之氣」。先天之氣分為先天稟賦，源於父母的腎之精氣和人體固有的元氣；後天之氣由水谷之精氣和自然之精氣結合而成。

真氣調和與否是人體健康的關鍵。而氣功就是透過調息、調神、調身，鍛鍊精、氣、神，調整體內真氣，令人身輕體健，容顏不老。

◇氣功可以延緩衰老，長保青春

現代醫學對氣功的研究表明氣功對身體各個部位都具有調節功效

＊氣功運動可以興奮運動中樞神經　使運動中樞神經興奮調節全身骨骼肌的緊張狀態，直接影響血液流通，使身體協調，增加肌肉營養，使之富有彈性。

＊氣功能加強內臟器官的功能　氣功所運用的緩、深、長的腹式呼吸，能夠提高呼吸肌功能，改善心肺血液循環，提高血質（即使二氧化碳含量降低，含氧量提高），與此同時，膈肌、腹肌的運動影響肝臟血液循環，對胃、胰、腸等消化腺和消化器官以及膀胱等泌尿器官起到了良好的按摩作用，增強了消化系統、泌尿系統的功能，令身體更好地吸收營養，排泄糟粕，令肌膚光滑柔美，臉頰紅潤。

＊氣功可以調整自主神經系統　氣功通過對自主神經系統的調整進而調整內臟的活動功能，調息可以改變交感、副交感神經的張力，使其保持生理平衡狀態。修練氣功可以調節放鬆大腦皮質，加強腦部血液循環，使大腦含氧量增加，益智健腦，美容潤面。

＊氣功還可以促進造血機能的發揮　氣功可以使紅血球、白血球、血小板、嗜酸性細胞等增大，提高身體免疫力。

＊氣功能減緩身體基礎物質代謝　緩和靜謐的氣功使大腦及身體的基礎物質代謝減慢，身體各種激素分泌減少，蛋白質更新率減慢，血管緊張度降低，膽固醇含量下降，從而延緩衰老，長保青春。

◇寅時練功，自古而定

古代醫書都認為寅時是練氣功的最佳時間。古人將一晝夜分為十二個時辰，寅時相當於現代的凌晨3點～5點。

＊寅時是祛病健身的重要時刻　《黃帝內經》中就有記載：「腎有久

病者，可以寅時面向南，……」中醫學非常強調「天人相應」。所以中醫認為人體的十二條經絡的氣血循行按十二個時辰，各自盛衰不同，呈周期性變化。經長期實驗證明，寅時練功，通調氣血的功能最好。

＊寅時練功可以有效地降低疲勞度　現代醫學的研究表明，腎上腺皮質激素具有調動人體內蛋白質和醣的分解，以及維持水和電解質的代謝平衡作用。並具有協同腎上腺素調節體內能源以維持人體適應性的作用。而腎上腺的分泌也具有時間規律，在寅時達到高潮，所以此時練功，可以降低疲勞。

◆練功定向，面南朝北

中醫氣功美容術，練功時講究人體面對的方向。具體來說，就是練氣功時須面向南方或北方，而不可向東、西方向。因為南北方向順應地球磁場方向，所以練功時面南或朝北還能收到「磁療」的效果。

美容氣功六字訣

◇明目「噓」字功

預備式：兩腳平站與肩等寬，頭正項直，百會朝天，內視小腹，意守丹田，輕閉口唇，舌舔上顎，沉肩垂肘，兩手下垂，兩腋虛空，肘部微屈，含胸拔背，鬆腰塌胯，兩膝微屈，全身輕鬆，平穩呼吸，鬆靜適當，氣血調順。

3分鐘後，兩手重疊於小腹之上，左手在上，右手在下（女子相反），內外勞宮穴相對，以下手的魚際穴壓在臍下邊沿上，開始呼吸並含「噓」。兩眼隨吐氣念字慢慢盡力瞪圓，呼氣時提肛收小腹縮腎，體重後移，足大趾輕輕點地，呼氣盡，則放鬆恢復自然吸氣，吸氣盡可用一短的自然呼吸稍事休息，再續第二個「噓」字，如此反覆六次，作一調息。

隨即兩臂從側面徐徐抬起，手心向下，待腕與肩平時，以肘為軸轉腕使手心翻向上，同時旋臂屈肘，使指尖向上再向內划弧，兩手心轉向下，兩手指相對立，兩手的指尖不要觸及，兩手向內轉動時，手指尖高度不超過眉毛，然後似按球狀徐徐在胸前下落至小腹前著腕下沉，鬆腕恢復預備式。

呼吸時意念領肝經之脈氣，由足大趾外側的大敦穴，沿足背上行過太衝，中都，穿膝關節沿大腿內側至小腹與胃經並行，入肝絡膽，循胸脅，沿喉嚨之後，經上顎骨的上竅貫注兩目，練功時兩目稍有脹感。

◆容顏「呵」字功

預備式：同上。

兩臂從側前方自然抬起，手心向下，待腕與肩平時，以肘為軸轉腕使手心翻向上，同時旋臂屈肘，使指尖向上再向內划弧，使掌心向面，稍停數秒，同時吸氣，吸氣盡時，兩手心轉向下，兩手指相對應，手指尖高度

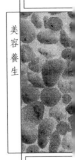

不超過眉毛。

似按球狀徐徐經胸前下落至小腹前著腕下沉，手徐徐下按時呼氣讀「呵」字，呼氣盡時兩手剛好按至小腹前，但此時嘴仍張開吐字，然後兩臂下垂，輕合嘴唇，自然呼吸。再按上述要領做5次，最後調息一次，恢復預備式。

呼吸時意念氣由脾經之井穴隱白上升，循大腿內側入腹與衝脈並行而轉入心臟，心血沿咽喉上達面部。練功時自然面部充血。

◇美髮「呼」字功

預備式：同上。

兩手由體側如托物抬至下丹田，右手上提稍快，左手上提稍慢，同時吸氣，當右手抬至中脘，隨吐字唸「呼」字之勢向外翻轉，向上托舉，同時左手翻轉下按，上托下按之速度與呼吸一致。呼氣盡時右手上托至頭部前上方，左手下按至胯旁。

同時閉口用鼻自然吸氣，右手小臂外旋變為立掌，手心朝面從面前下落，與此同時左手小臂外旋，先手心向上接著使指尖朝上，手上朝裡上穿，兩臂在胸前交叉，右手在外，左手在內。吸氣盡，左手翻轉小托，右手翻轉下按做第二次呼氣並讀「呼」字，共讀6次，最後做一次調息。

呼吸時意念將脾經之氣由足大趾稍用力引出，沿足大趾內側之隱白穴，過大都、太白、公孫、入三陰交，循小腿內側與大腿內側直入腹腔入脾絡胃，並將脾胃化生之氣血挾咽喉部上行，散布於面上達頭部，另一支在胸部，通過大包穴聯絡全身血脈，將氣血的霧露灑布全身肌膚。練功時自覺面部有充血及全身體表有輕鬆舒適之感。

◆潤膚「呬」字功

預備式：同上。

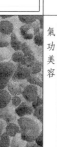

兩臂向腹前抬起，手心朝上，手指尖相對應如捧物到胸口窩膻中穴處，兩臂內旋翻轉，手心向外成立掌，同時吸氣，然後向左右展臂寬胸推掌，

如鳥之張翼，展臂推掌的同時開始吸氣並讀「呬」（謝音）字，吸氣時鼻翼收縮，呼氣時放鬆，一呼一吸鼻翼煽張一次，呼氣盡時兩臂以兩側自然下落，再按上述要領做第2次呼氣讀字，共做6次為一遍，最後做一次調息。

呼吸時意念由足大趾尖端大敦穴內引氣上升，沿下肢內側直入腹部，貫膈入肺絡大腸，一支通過胸脅部大包穴與絡脈的聯繫，將肺之宗氣輸布全身肌表，調節汗孔，另一支從肺系出中府、玄門、循上肢內側入腕部扣太淵穴，經魚際，出拇指尖端之少商穴，當兩臂如鳥展翅時，自己會感到脈絡中如小蟲爬行，全身肌表汗孔微息，稍有汗出，呼氣盡而氣至指尖，拇指、食指氣感較強，鼻部有充血之感。

◇固齒「吹」字功

預備式：同上。

兩臂從體側經腰後向前抬起，在胸前膻中穴撐圓，兩手指尖對應如抱重物，同時吸氣，呼氣讀「吹」字時，身體下蹲足五指點地，足心空如行泥地，兩臂隨之下落，虛抱兩膝，直至呼氣盡。下蹲時，身體儘量保持正直，膝蓋要與腳尖上下垂直，下蹲高度要不影響提肛。再依上述要領做第二次呼氣，共做六次，最後調息一次，恢復預備式。

呼吸時意念將腎經之氣通過足跟著力引氣出於足心湧泉穴，沿足掌內側向後延伸過三陰交，經小腿內側出膕窩，再沿大腿內側上行，穿脊柱入腎，同時通過督脈上行於頭，下面至口齒。練功時牙齒稍有重脹之感。

◇聽耳「嘻」字功

預備式：同上。

兩唇微啟向裡扣，上下相對但不閉合，舌微有伸有縮意，舌尖向下，有嘻笑自得之貌，怡然自得之心，再將兩臂由體側自然抬起，手心朝上，手指尖相對如捧物之狀抬至胸口膻中穴，兩臂內旋翻，手心向外，同時吸氣向上托時呼氣讀「嘻」，托至頭部前上方，指尖相對，吸氣盡。

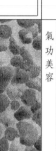

接著兩臂外旋變立掌，置耳側，掌心向耳片刻，然後經胸前下落，至乳房時兩手勞宮對乳中穴，指尖相對立，接著轉指尖向下，手貼身體沿膽經路線自然下垂於身體兩側，再按上述要領重做第二次呼氣讀字，共做6次為一遍。（注意：高血壓患者，雙手不宜過頭，可向前上方推去，上托時稍快，下落時稍慢，意想湧泉穴。）

呼吸時意念通過足第四趾點地，引膽經之氣出於足第四趾外側爪甲旁的足竅陰穴，經足背丘墟，沿腿外側走外丘，陽關環跳入股，經三焦上行貫原氣於耳，另一支沿臂外側經天井、支溝、外關，至四指爪甲外側關沖穴。

呼氣盡兩手下落，意領氣沿膽經下行至足四趾足竅陰穴。練「嘻」字功時，兩手上托耳側貫氣時，兩耳有充氣之感，呼氣時無名指氣感稍強，下落時足四趾氣感較強。

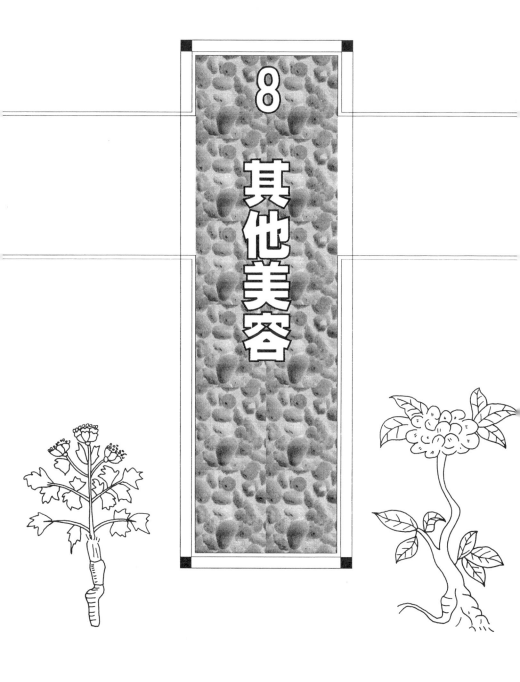

8 其他美容

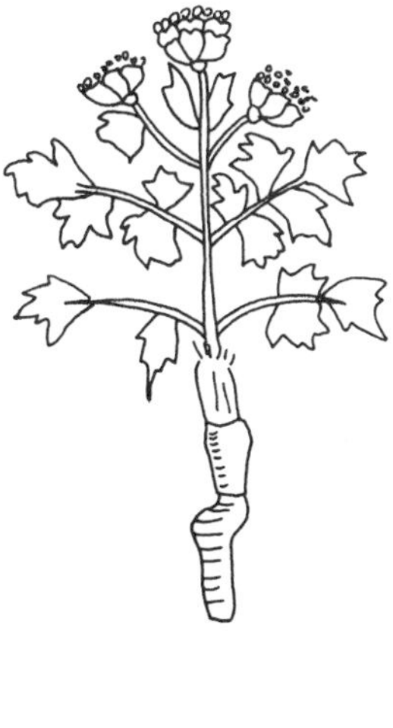

精情調暢美容顏

◇七情與容顏密切相關

中醫將人類心理對外界刺激作出的反應，即情感，用喜、怒、憂、思、悲、恐、驚七情來概括。而七情在體表的體現大部分是透過臉部肌肉的動作來完成的，皮膚是傳遞感情訊息的使者。當人們高興時，臉部皮膚放鬆，洋溢著快樂，充滿著笑容。

當人們生氣時，臉部肌肉緊張，血液運行阻滯，臉孔發青；當人們哀愁時，會不自覺地皺眉，顯出一副愁眉苦臉的樣子；當人們恐懼時，又會表現出蒼白的臉色……種種現象都說明，人的感情表達對臉部肌肉皮膚有很大影響，直接關係到容顏的美麗與否。

◆七情太過有礙美容

中醫理論認為，七情為五臟所主，七情太過則影響到相應臟腑的氣血陰陽，比如說驚恐傷腎，憂思傷脾，過喜傷心，怒則傷肝，悲則傷肺。當五臟受到損傷，氣血生化不足，肌膚毛髮就會因為得不到濡養而衰老枯萎或發生疾病。

一旦人的精神受到突然或強烈而持久的精神刺激，就被認為是七情太過。所以，在我們的日常生活中，要用各種方式來鍛鍊自己的承受能力，以適應各種外來刺激，對任何刺激都能坦然面對，泰然處之。只有這樣，才會常保青春美麗。

◆勸君莫憂愁

伍子胥因憂愁驚恐，一夜之間鬚髮皆白，這是大家熟知的故事。由此可見，憂愁是美容的一大禁忌。榮國府中千金小姐林黛玉雖有一副美麗容顏，卻也因憂傷過度，整日抑鬱不樂，淚濕衣襟，落得個紅顏早逝的下場。這自然是小說中的虛構人物，然而對於美容養顏卻具有一定的啟示。天生容貌的美麗如不好好愛惜，也會好花早謝。憂愁的人，臉部肌肉會處於病理狀態，時日一長，兩眉間輕易可見「川」字紋，會引起臉部的皮膚快速處於衰老狀態。

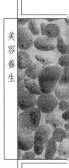

◆遇事善制怒

有些人，很愛發怒，殊不知，發怒會防礙美容。

怒則傷肝。中醫認為肝主藏血，主疏泄。若肝不藏血，皮膚會出現紫青斑點；肝主疏泄功能失常，令氣血津液運行不暢，會引起皮膚水腫。

經常發怒的人肝火旺盛，引起火熱上炎，血液中的糟粕物質被蒸升於臉部皮膚之上，會導致痤瘡、酒齇鼻等疾病的發生，血熱還會引起頭髮脫落等損容疾病。所以，為了您的容貌著想，還是不要輕易發怒的好。

◇笑一笑，十年少

俗話說：「笑一笑，十年少」。這裡所說的「笑」，並不是指整天咧嘴眯眼的開懷大笑，而是指調暢的精神狀態。保持良好的精神狀態，做到情緒樂觀，胸懷豁達，是身體健康的保證，同時還能達到化妝品辦不到的美容效果。

避免過激的情緒活動，調暢情志，可以改善和調整內分泌系統和神經功能的紊亂，治療一些損容疾病。而且常保持和顏悅色，能舒展臉部表情肌，加速臉部皮膚的代謝和血液循環，有助於增強皮膚的彈性，令面容紅潤，青春長在，是美容保春的基礎。

◇動則不衰駐容顏

宇宙萬物都是以不斷運動的形式存在著的，沒有絕對靜止的物質存在。沒有運動就沒有生物，生物依靠運動才能生長。

實驗證明，從小關在籠中養大的動物，一旦放回自然，讓它們奔跑或飛翔，會立刻死於心臟或血管的破裂。這是由於長期缺乏運動，這些動物內臟器官的發育發生障礙，心臟和主動脈沒有完全長好，缺乏堅固性，承受不了突然升高的血壓，而導致破裂，引起死亡。

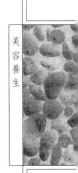

動物如此，人也是一樣。讓一個身體健壯的青年人在床上靜臥20～30天，飲食如常，然後再讓他起來，他就會立即感到兩腿發軟，頭暈目眩，力不從心，心跳速度極度緩慢，動脈壓下降，甚至會昏厥。這時，他的心腦功能降低70％，體內組織缺氧，肌力極度衰弱。由此可見，生命在於運動。

◆「動則不衰」是生物學的重要原則

進行體育運動鍛鍊可以有力地防止或延緩衰老。透過體育運動，可以令五臟六腑的機能活躍，促進血液循環，有利於生命正常活動所需要的營養和氧氣供應及體內代謝廢物的排出。

比如能增強心肺活力，改善呼吸運動與體內血液循環；或是增大腸胃的消化功能或提高腎臟造尿能力等，在合理的體育運動鍛鍊下，神經系統能夠得到協調，充分發揮調節整個身體的作用。這樣一來，就會起到延緩身體衰老的作用。

◇流水不腐，戶樞不蠹

適量適度的參加各種體育活動進行鍛鍊，對心臟功能的改善達到尤為顯著的作用，可以改變心臟容積和收縮力，皮膚以及身體各處的血液循環也隨之改善，增加了血液中的含氧量和血紅蛋白的數量，就可以更好地營養肌膚，令皮膚顯得年輕。

唐代偉大的醫藥學家孫思邈指出：「養性之道，常欲小勞，但莫大疲及強所不能堪耳。且流水不腐不蠹，以其運動故也。」所以他到了耄耋之年，仍然進行一些有益的導引、散步等運動。

所以說，運動是保持年輕與活力的最佳選擇。缺乏鍛鍊的人不僅多病，

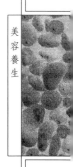

也很容易蒼老。

◆運動健身，因人制宜

進行體育鍛鍊的形式多種多樣，每個人都應該根據自身的情況（性別、職業、年齡、身體狀況等）的不同選擇相適應的鍛鍊方法。

年青人體格健壯，身體機能旺盛，各種運動都能勝任，即使做一些偏於激烈的運動也無妨。而中、老年人則不同，他們的身體器官已經開始老化，過分激烈的運動會對身體造成不良影響，只適合做慢跑、氣功、太極拳、跳舞等較緩和的運動。

男性肌肉強健，透過一些器械運動可以練就一副健美的體魄。女子體形柔美，強力的器械練習會影響女性柔美的特色。所以，她們適合做一些節奏明快的韻律活動，比如體操、舞蹈等，以保持身材的苗條優美。

◆運動後不宜立即吃飯，吃飯後不可馬上運動

俗話說：「飯後百步走，能活九十九」。說明飯後做些輕緩運動可以促進身體健康。然而飯後立即做比較激烈的運動或運動後馬上吃飯都是不利於健康的。飯後立即運動，大量血液就會從消化中心轉流向四肢，以保證肌肉活動的需要，這樣會導致消化系統供血不足，工作暫時停頓，很容易造成消化和吸收不良的症狀。

長久下去，會令人脘腹鼓脹而肌肉瘦削，皮膚也會因此而缺乏營養，大大妨礙了美容。而飯前的運動，會令人大腦皮層興奮，支配消化吸收系統的神經中樞則處於抑制狀態，腸胃消化功能不能充分發揮，不是飲食的適宜時機。所以運動後等產生了飢餓感再吃飯，是最好的健身法。

纖纖十指添風采

手部美容是體現人整體和諧美的重要一環

談到美容護膚，人們首先想到的是臉部美容，其實，雙手和顏面一樣暴露於外，漂亮的雙手可以為人的整體美增色不少。漢代樂府名詩《孔雀東南飛》中即以如蔥玉指和朱砂紅唇二者來形容女主人公的美貌嬌俏。可見，雙手的適當修飾是體現女性整體和諧美的重要一環。在某些國家，對於雙手的保護不僅在婦女中盛行，也倍受男士們的重視。

洗潔是美麗之初

一雙漂亮的手，首先應是清潔乾淨的。所以，洗手是每個人每天必須做的。據調查統計，發現在日常的工作生活中，人們不論將手洗得多麼乾淨，不到半小時，百分之九十六・四的人雙手會遭到外界環境污染，其中多數人的雙手會不同程度的沾染上些致病的細菌或微生物，這些致病微生物直接影響人體健康，有的還會危及雙手皮膚的美觀。

勤洗手，可以有效殺死或清除手上的病菌，防止疾病、皮膚炎症的發生。所以，勤洗手無論從美容角度或健康角度來說，都是有益的。

◆健康為美麗之本

一雙漂亮的手應該是光滑無瑕、健康潤澤的。但要保持雙手的健康，卻不是一件容易的事。常見的手部疾病有凍瘡皸裂和各種皮膚炎症。為了防止這些手部疾病的發生，在完成雙手清潔後，要及時塗上一些護手霜膏來保持雙手。

護手霜的選擇依季節和個人膚質而定。人的皮膚夏季油潤，春秋冬季偏乾，尤其以秋季皮膚最為乾燥，這是普遍規律。所以，秋天是保護雙手的重要季節。這時應選擇偏油性、營養成份高的護手霜，千萬不可到冬天雙手皸裂的時候才開始注意手的保護。

手套是護手霜外另一樣防裂防皺的好工具。它除了可以在冬天發揮防寒保暖的作用，預防凍瘡發生，在做粗重活時或需與一些化學物質接觸時，棉紗、乳膠等質地的手套都能有效地保護雙手。特別是曾患有手部凍瘡、和富貴手的人，在冬季來臨前，早些戴上合適的手套，既預防手部發生疾病，又增添風采。

◇精心修剪，指甲添輝

在手的護理中，指甲是相當重要部分，也是眾多美容專家們大做文章的地方，經過精心修剪、裝飾的指甲，會令雙手煥然一新，倍添光采。

＊應選專用刀剪修整指甲　我們周圍的許多人都喜歡留長指甲，其實指甲長得太長就會自然卷曲，是很不美觀的，另外還會導致病菌在手上的滋生。一般來說，指甲的長度不應該超過3～4公釐。在修剪指甲時，有的人習慣用普通剪刀，這樣剪出的指甲易成錐形，非但不好看，還容易折

斷。

指甲的修剪最好定期進行，應該選擇專用的指甲鉗或指甲刀，將指甲修成弧形，然後再用溫肥皂浸泡幾分鐘，將手指皮膚鬆軟了。再用小剪刀剪去手指上的倒刺和指甲根部凸出的硬皮。

＊指甲化妝應與膚色衣飾相協調　指甲油是用來調整指甲顏色，美化雙手的一種常用化妝品。塗上適宜的指甲油，會使手指的形態在感觀上發生變化，達到修飾美化的目的。指甲油品種和顏色都很多，有透明、半透明和不透明的，還有本色、珠光之分等等。可謂繽紛複雜，常會使挑選的人眼花撩亂。

挑選指甲油應與自己的年齡、膚色相協調，具體到不同的衣飾應該選擇相配的指甲油。抹指甲油的時候，應從指甲根部向外塗，先塗中間，再塗兩邊，3次完成，7～8成乾的時候，再塗一遍，也是3次完成。這樣塗出的指甲平滑、光潔、飽滿，有完整感。

指甲油可以在手指上保持5～7天，以後會隨著指甲的生長露出根部或脫落掉。這時，應用洗甲水或丙酮溶液將殘留在指甲上的指甲油除去，重新再塗，不能在已經不完整的指甲油層上再加覆蓋。

◆小小飾物，錦上添花

戒指是美化手的最佳飾品。但戒指與手型的搭配要恰到好處。手指短小或肥胖的人應儘量挑選起角和大規則的設計樣式。如鑲有欖尖形、梨形或橢圓形飾物的戒指。同時應注意指環的闊度，粗短的手指如果戴上寬闊的指環會顯得手指更加短小。

對富於藝術氣質的修長手指適宜戴寬闊的指環。戒指上的飾物如果是長形、欖尖形等會使手更具有吸引力。如果手形豐滿而且指甲修長，那麼戒指上的飾物應選圓形、梨形和正形的。總之一個合適的戒指，戴在手指上對手的美化會達到畫龍點睛的效果。

面膜美容抗衰老

◇《肘後備急方》中已有面膜美容的記載

晉唐時期，中醫美容術中就有了豐富的面膜美容劑，比如說半年紅方（《普濟方》）、白雪膜（《備急千金要方》）等。早在晉代，著名醫家葛洪就在他所編著的《肘後備急方》中提到了「面膜」，由此可見，中醫面膜美容術具有相當悠久的歷史。

◇天然面膜，材料繽紛

面膜是用天然物質，比如水果、蔬菜、礦物質等調和在凝固劑（精製麵粉、蛋清、乳製品，甚至優質黏土）中，或直接絞汁，切片敷於面上，製造一層面部薄膜的美容方法。大多數面膜是經過調製的黏稠液體，但一些粉狀、膏狀、膠狀的面膜也比較常見，此外還有用於除皺的拉皮面膜等，品種繁多，形態各異。

運用面膜美容，可以清潔、營養皮膚，防止臉部起皺、生斑，具有延緩衰老的作用。

◇面膜美容，簡單易學

使用面膜美容，並不一定在美容院進行。因為利用面膜護膚的方法簡便易學，所以在家中就可以進行。

塗面膜之前首先要潔臉，用香皂或潔面乳洗清臉上的污垢、油脂，男子應刮臉淨面，然後用熱毛巾敷臉，令毛孔舒張，再順著肌肉走向在臉部各部位按摩幾分鐘，理清頭髮，最好用毛巾或布帽裹起來，以免黏上面膜，難以清除。

做好以上的準備工作後，就可以開始塗抹面膜了。塗面膜可以洗清雙手，直接用手指蘸敷，也可以用細致的毛刷或海綿球蘸取面膜劑敷抹。塗面膜時要均勻，注意由下向上（頸↓下頜↓雙頰↓鼻、唇四周↓額）的次序。眉眼和唇不宜塗面膜。

待面膜徹底乾燥後（一般面膜劑保留在臉上時間為15～20分鐘），可以從面膜邊緣開始自下而上慢慢揭去，再用溫水洗清。將冷毛巾敷於臉上，收縮毛孔。

塗上一些潤膚化妝品後，就完成了整個面膜美容的操作。

◆面膜防衰去斑效果好

現代醫學認為，常使用面膜美容術，可以防止面容衰老，還可以幫助消除臉部色斑。因為當面膜劑塗於臉上後，封閉皮膚表層，保持臉部水分不被蒸發，膨潤皮膚角質層，使皮膚升溫，加速血液循環，增強了皮膚的吸收能力，另外，在面膜逐漸乾燥的過程中，拉緊皮膚，消除了細小皺紋。

◇製作面膜，妙法眾多

配製面膜的方法古往今來，不勝枚舉，下面介紹幾種簡單易製的。

＊果汁面膜

取新鮮檸檬汁或蘋果汁、蕃茄汁、胡蘿蔔汁50ml，加水100ml，與適量麵粉調成糊狀，晚上睡覺前塗於臉部，半小時後輕輕擦去，用溫水洗淨。每週2～3次，可以潤膚、增白、除皺防衰。

＊杏仁面膜

取杏仁10克，加細鹽少許，用適量的水調成糊狀，塗於臉部約20分鐘後，用溫水洗去，杏仁中含有豐富的維生素A原，可以潤膚增白。

＊蛋黃蜂蜜面膜

取蛋黃一個，蜂蜜一匙，植物油一匙（也可以不加），使用前塗一層潤膚膏，然後依次敷上3層面膜，20～25分鐘後洗去。面膜中含有維生素、氨基酸、脂肪酸等營養物質，適用於乾燥起皺的乾性皮膚和正常皮膚，可以祛皺防裂，延緩衰老。

＊茶糖面膜

取紅糖和紅茶各2湯匙，加水煎煮，汁濃後冷卻去渣，與適量麵粉調成糊狀，塗於臉部，20分鐘後洗淨。面膜中含有多種維生素、氨基酸、礦物質，可滋養肌膚，使之白嫩。

＊檸檬加料面膜

取蛋黃一個、植物油、奶粉（麵粉），少量蜂蜜一起攪拌成糊狀，然後將檸檬汁滴在上面，敷在整張臉上，面膜完全乾燥後，用溫水洗淨。該面膜具有潔白皮膚永保鮮嫩的作用。

◆頻繁使用，利少弊多

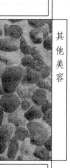

面膜美容雖然有諸般好處，但凡事「過尤不及」，所以面膜不能頻繁使用。過多的使用面膜容易使汗毛孔增大，而使皮膚顯得粗糙，特別是乾性皮膚的人來說，更不應該頻繁地使用面膜。通常情況下，每週1～2次最適宜。

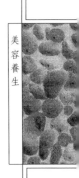

9 常見損容疾病美容

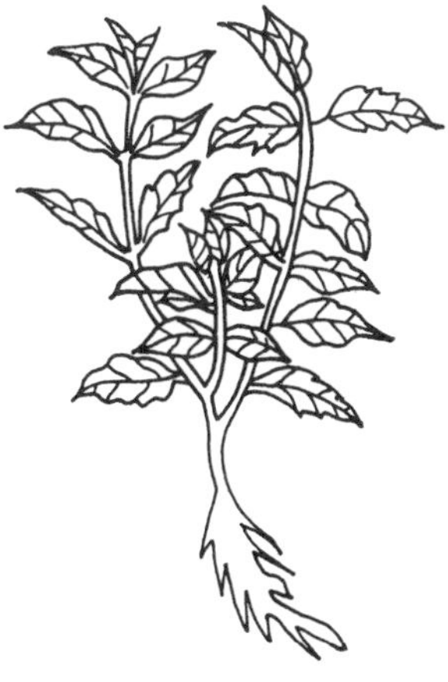

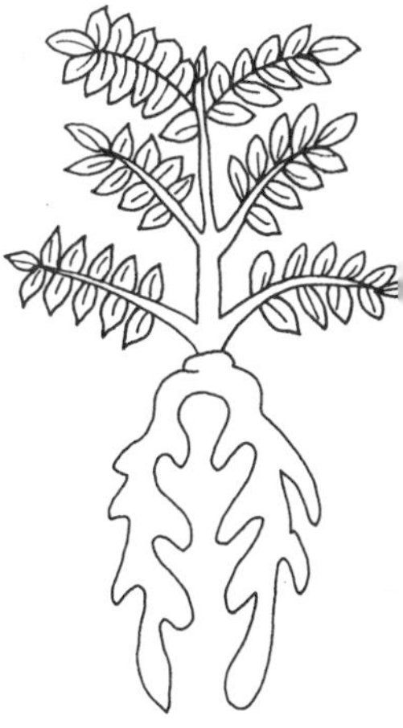

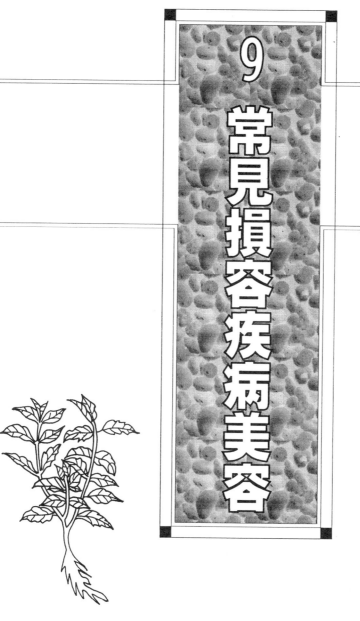

粉刺患者莫苦惱

◇粉刺，中醫稱為「皶皰」，俗稱「青春痘」

粉刺，學名痤瘡，中醫稱之為「皶皰」。因為它常常出現在青年男女的臉上，所以，有人稱之為「青春美麗疙瘩豆」。然而「青春痘」卻並不美麗，對於健康雖沒有損害，卻帶給每一顆年輕的愛美之心莫大的煩惱。

◇粉刺，有黑頭、白頭之分

粉刺分為兩種，呈正常膚色的為白頭粉刺，頂端呈現出黑色的為黑頭粉刺。它們初起時小如丘疹，然而隨著它們的發展成熟，會逐漸變紅化膿，甚至出現潰爛等更為惡化的情況，越來越影響臉部的美觀，稍不留神，還會在臉上留下永久的疤痕。

◆粉刺因「熱」而生

形成粉刺的原因很多。根據中醫「病諸內而形諸外」的傳統理論，臉部粉刺的形成，是由於各類外感病邪或內傷因素導致臟腑功能失調，氣血紊亂所致。

其原因有四：一是肺胃鬱熱，不得宣發，熱邪上攻面部；二是風熱外侵，熏蒸、蘊結面部肌膚，引發而成；三是脾氣虛弱，運化功能失常，導致水濕內停，濕鬱生熱，凝於肌表而化生；四是過食辛辣肥甘之品，即刺激性與油炸食物吃得過多，助濕生熱化毒，熱毒上攻顏面，泛於肌膚，生成粉刺。總而言之，粉刺誘因為一個「熱」字。

◆關於粉刺的產生中西醫觀點不謀而合

現代醫學認為進入青春期的男女，體內雄性激素增多，促進皮脂腺發育，產生過多的皮脂而堵塞毛孔，為座瘡棒狀桿菌和凝固酶陽性的白色葡

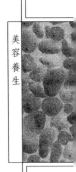

萄球菌提供了生長繁殖的理想環境，從而引起毛囊發炎，形成粉刺。

此外，粉刺生成的原因還有胃腸功能紊亂、便秘等疾病以及過食油脂、甜食、煙酒等因素，與中醫脾虛水濕蘊熱以及飲食內傷的病因不謀而合。

◆防治粉刺，美容無憂

防止粉刺損容的關鍵在於「防患於未然」，進入青春期後就該特別注意日常衛生及飲食習慣。然而有些人皮膚油性很強，靠日常生活的防範不能阻止粉刺的生成，但即使生了粉刺以後，也不用著急，只要養成良好的生活習慣，掌握了正確的治療方法，痤瘡會自然地消失，而且不留痕跡。

◆好習慣、好食譜、好心情也是粉刺治療的必備措施

勤洗臉是粉刺患者必需養成的最重要的習慣，必要時可以用偏鹼性的香皂洗臉，用含硫磺的藥皂也可以。當油脂溢滿皮膚表面的時候，要及時將它們擦掉，以免沾染灰塵，更加容易堵塞毛孔。

粉刺患者的皮膚原本油脂豐富，若再用油性化妝品，則無異於雪上加霜，所以，粉刺患者更不能用油性化妝品。

粉刺患者的食譜應該和油性皮膚的人一樣，是清淡型的，同時要多吃水果、蔬菜、多喝水，以保證腸胃功能處於良好的狀態之中，避免臟腑內熱而加重病情。

此外，保持開朗樂觀的心情，也可以讓臉上的「青春豆」快快消失。

內服外敷祛皺紋

◆皺紋是美容的大敵

歲月會在人的臉上留下眾多痕跡。當一個人度過了青年時期，皺紋便悄悄爬上他的眼角、額頭。如果說年輕人最大的損容危害是青春痘，那麼，中老年人最擔心的便是皺紋的產生了。更有一些人，正值精力旺盛的青壯年時期，也會有絲絲紋路印刻在他們的臉上，顯出早衰之象，慢慢地失去青春煥發的照人光彩。

◆皺紋的產生離不開臟腑氣血的虛衰

中醫學認為，生成臉部皺紋的原因除了自然衰老之外，更不失外感、內傷等疾病導致的早衰。其原因有如下幾點：一是脾胃虛弱，或勞倦傷脾，或飲食偏嗜，使脾胃運化失健，不能化生氣血，無以營養肌膚；二是縱慾傷腎，或勞倦傷身，耗損精血，使之不能上承於血；三是情志不暢，肝鬱氣滯，血行不暢，肌膚失於榮潤。

◆皺紋的產生主要與臉部肌肉的過度牽拉有關

現代醫學對皺紋過早產生的原因卻與中醫看法大相徑庭。現代醫學認為，皺紋的發生是在不同的肌肉牽拉下，皮膚波動次數過於頻繁（這也是人體衰老後形成皺紋的原因之一），幅度過於跨張造成的。此外，臉上形成皺紋的原因還與人本身的遺傳因素、身體素質有關。

一些慢性疾病，消耗人的精力，也容易使人早衰。內分泌失調、雌激素濃度下降以及毛細血管循環不良，皮膚血液供應不良等也是形成面部皺紋的原因。吸煙過多、嗜酒等不良習慣以及日光、風雨等的侵害也都是造成面部皺紋產生的外在因素。

◆中醫神妙，卻老去皺

中醫治療臉部皺紋，方法甚多。將中藥之中補益藥，如人參、燕窩、靈芝、首烏等等，加入日常烹飪的菜肴中，不僅給菜肴增添別具一格的風味，同時補益脾腎，可以達到延緩衰老、潤澤容顏、防皺除紋的作用。

以中醫美容外敷方劑治療臉部皺紋，能收到更好的效果。單以一味蛋清外敷皮膚，是中醫美容的傳統驗方，防治皺紋的效果也很理想。如果以蛋清為主料，輔之以各類中藥，調配得當，除了防止皺紋產生外，還可以美白皮膚，治療各種臉部皮膚病，比如紅玉膜、白雪膜等美容面膜。

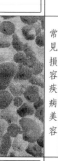

用其他中藥製成的外擦美容膏、洗面劑治療皺紋的例子也有很多，有《普濟方》中的展皺膏，《備急千金要方》中的卻老去皺膏，以及三花除皺液、孫仙少女膏等。

除了藥物治療外，臉部按摩也是治療臉部皺紋的極佳手段。

◇「防患未然」是皺紋損容的防範關鍵

當皺紋產生後及時地加以治療是必要的，但要經過種種複雜方法，且效果不一定理想，倒不如趁皺紋尚未形成之時，及早預防。預防皺紋的產生對於美容來說是非常關鍵的，因為皺紋可以分成短暫性和永久性二種，也可以稱之為假性皺紋和真性皺紋。

萬一不留神產生了一些臉部皺紋，也不必心急，因為它們很可能是假性的，如果保養得當，這些皺紋會自然消失，但如果不養成良好的預防保養習慣，很可能會讓假性皺紋轉變為真性皺紋，永遠留在臉上，即使加以精心治療，也恐怕很難痊癒，而且比起預防來要費事得多。所以，「防患未然」是皺紋損容的防範關鍵（具體方法參見「容顏衰老，求本溯源」）。

活血祛瘀消肝斑

◇「蝴蝶斑」是美容大礙

黃褐斑，俗稱「肝斑」、「妊娠斑」等。又因為它們中有一些分布在鼻子兩邊，形似蝴蝶，所以，也有人稱之為「蝴蝶斑」。聽起來倒是個美麗的名字，但它卻是美容的大敵。因為黃褐斑常常出現在中青年婦女的臉上，大大影響了容貌美觀，所以引起美容醫學的普遍重視。

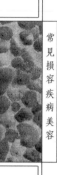

經觀察發現，黃褐斑只生長於臉部，大小、色澤常常因人而異，有的為淡褐色，有的呈黃褐色偏深，還有一些為咖啡色或淡黑色，有的很大，遍及整個臉部，而有的只生長在鼻樑兩側。它們與正常皮膚的分界十分明顯，但卻並不突出，表面光澤平整，毫無痛癢或任何不適之感，絲毫不影

響健康。

◆血瘀生斑，其因有三

中醫學認為，引起臉部黃褐斑的原因不外乎三點。一是情志不暢，致使肝臟失於條達之性，氣機鬱結，加之思慮傷脾，令氣機久鬱而化火，灼傷陰血，從而使血行受阻，顏面氣血失和，其病機為肝失疏泄；二是脾氣虛弱，運化功能失常，不能運化水谷產生精微物質，精不上榮，顏面氣血不足而失於榮養，其病機為脾失健運；三是腎陽不足，腎精虧虛，精不養血，血無以化生，不能榮養顏面，其病機為腎虛。

這三個原因歸根到底為血行不暢，氣滯血瘀，所以在臉部產生黃褐斑。

◆不良刺激是造成黃褐斑的罪魁禍首

現代醫學經過長期觀察研究發現，黃褐斑多發生於女子，尤其在妊娠婦女或婦女生殖系統發生疾病時容易出現，從而認為，黃褐斑的產生與內分泌系統功能的正常與否密切相關。

研究發現，內在或外在的不良刺激，比如內分泌系統失調，內臟功能減退或飢餓、煙草、酒精、強烈的陽光照射等，都可能引發皮膚黑色素的大量形成，這些黑色素沉積於體表皮膚便會生成或加深黃褐斑。

◆中醫調治方法眾多

中醫治療黃褐斑，從活血化瘀入手，或用祛風藥、清熱藥、補益藥等調整人體臟腑氣血功能，從而達到除斑的目的。古代醫家已對黃褐斑有所認識，古醫書中所記載的「面塵」，「黧黑斑」等，便與黃褐斑相似，歷代方書中也不乏祛斑美容的驗方，如《普濟方》中的「冬瓜藤粉」，「桃杏花液」。

民間流傳的去斑藥方更是繁如牛毛，數不勝數。白芨、白蘞、白芷、白丁香等「白藥」，相傳具有去斑神效，是民間常用的配方良藥。用山茱萸10g，淮山藥10g，生、熟地黃各15g，澤瀉10g，茯苓15g，丹皮15

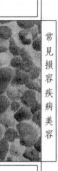

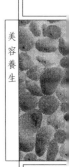

ｇ，白芍、柴胡、陳皮、澤蘭各10ｇ，加水600ml煎至300ml飲服，對治療婦女生殖功能紊亂所導致的黃褐斑特具療效。

此外，中醫的按摩、針刺等美容方法對黃褐斑的治療也有輔助療效。

◆究其本，治其根

黃褐斑形成的關鍵在於黑色素的過多沉積，如果採取一些有效的方法來抑制黑色素的形成，對於黃褐斑的治療相當有益。我們知道黑色素是由多巴氧化而成的，而維生素Ｃ可以有效地抑制多巴氧化，所以在日常生活中，可以多食用含維生素Ｃ豐富的食物，比如各種蔬菜瓜果，尤其檸檬、蕃茄等維生素含量高的食物。

紫外線的照射，會促進多巴的氧化，所以避免日曬也是治療黃褐斑的有效輔助方法。

危害容顏白癜風

◆白癜風危害容貌，令人煩惱

白癜風，又叫「白駁風」，發病時，在人的全身各處出現黑白分明的白斑，尤其多見於暴露或經常摩擦之處。患處皮膚的分泌排泄功能均正常，而且沒有任何不良感覺，除了色澤的區別外，其紋理、質地等等一切都與正常皮膚一樣。若白斑發生處長有毛髮，則毛髮也同皮膚一起變白。一但發生，便很難自行消失。

白癜風有侷限性和泛發性兩種性質，各種年齡層次的人都可能發生這種疾病。白癜風的大小、形狀、數量都不一定。每個白癜風患者的病情都不盡相同。這種損容疾病於健康沒有大礙，但卻給患者帶來極大的精神痛苦，影響人的容貌美觀，甚至影響到人的工作、婚姻和生活。

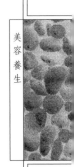

◇風邪外侵與七情內傷是其主要的致病原因

中醫學對於白癜風發病的原因的認識，源於古代，認為其致病原因主要有兩方面。一是外感風邪，與正氣相博於肌表，導致氣血失調而成；另一個是七情內傷，肝氣鬱結，氣血不暢而引起。

◇白癜風是一種色素障礙性皮膚病

現代醫學認為，白癜風是一種色素障礙性皮膚病，它的形成原因是皮膚內的黑色素細胞中一種叫做酪氨酸酶的物質缺乏或功能失常而不能夠氧化酪氨酸生成二羥基苯丙氨酸，使黑色素的形成發生障礙。

一般認為，此病的發生與遺傳、自體免疫、黑色素細胞自身破壞等因素有關，此外，精神創傷、神經功能障礙，以及外傷、內分泌功能的正常與否都是誘發白癜風疾病的關鍵因素。且隨著現代醫學的發展，對白癜風成因以及療法的研究越來越深入。

◆中國傳統醫學積累了諸多治療白癜風的經驗和驗方

中醫治病是以「辨証施治」以及「人體為一統一整體」兩個基本觀點為準則的。要治療白癜風，就必須從疏肝理氣、活血祛風入手，所以用來治療白癜風的藥物以活血祛風⑮藥為主，並依據病情配以清熱、祛濕等藥物。

在漫長的實驗過程中，中華傳統醫學積累了許多治療白癜風的經驗，治療驗方也有很多，比如《太平聖惠方》中「黑芝庥散」、「楸木皮膏」，《聖濟總錄》中「羊躋根方」等等。中醫認為黑豆、苜蓿芽、無花果等食物也能幫助治療白癜風。黑豆泡軟後，加入鹽、八角茴香等佐料煮熟後，堅持每日服食100g左右，可以收到一定療效。

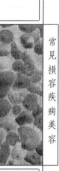

將苜蓿芽和麵做成的麵食常吃，以無花果做日常果品，每日吃上2、3個，都可以收到好的效果。

根據現代藥理研究，黑豆中含有黑色素原及菸酸，無花果中含有能刺

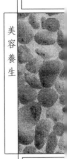

激氨酪酶活性的物質，苜蓿芽也具有激活異常黑色素細胞的作用，所以用以上的食療方法治療白癜風是有科學根據的。

◇明其因，防其病

白癜風與黃褐斑等色素沈澱性疾病相反，是因缺乏黑色素造成的，所以，反其道而治的方法也不妨試一試。適當的日光浴可以令紫外線刺激皮膚細胞中的黑色素形成。大量含維生素C的食物雖不能不吃，但也可儘量少吃，以免過多的維生素C抑制多巴的氧化。

白癜風雖無法預防也不易治癒，但是掌握了它的性質與特點後，採取一定的措施與治療方法，可以有效地控制病情，使它對美容的損害程度減到最低。

綜合治療祛雀斑

◇雀斑，形色似雀卵而得名

雀斑，古人稱之為「黑碳砂」。可能是一種發病年齡跨度最大，範圍最廣的損容疾病。從垂髫頑童到鶴髮老人，許多人的臉上都或多或少地長著這些棕褐或灰黑的小斑點，小者如針尖，大者如米粒，形色皆似卵，故而得名為雀斑。

它們大多數分布在臉頰、鼻翼兩側等部位，嚴重的在項部也有雀斑生成。雀斑患者沒有痛癢等自覺症狀，但卻極其嚴重地影響到臉部美容。

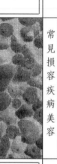

◇雀斑成因，虛之實之

中醫關於雀斑的成因觀點諸多。多數醫家認為雀斑產生的根本原因有

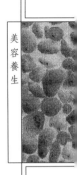

虛實兩種。虛者為先天腎精不足，不能上榮於面；或陰虛火旺⑯，火熱上炎，熏蒸於臉部肌膚。

實者分內傷與外感兩類，內傷因情志鬱結，肝鬱⑰化火，外感為風邪襲表，風火之邪相搏於體表，鬱於臉部血絡而形成雀斑。

◆雀斑形成的根本原因是局部黑色素增多

現代醫學研究表明，雀斑形成的根本原因是局部黑色素增多。黑色素增多的因素眾多，涉及遺傳、營養、健康狀況等諸多方面。雀斑患者帶有家族遺傳史，或患有內分泌系統疾病。

紫外線照射或體內維生素E的缺乏等也會造成黑色素的局部沉積。所以，現代醫學對於雀斑損容的研究，集中在遺傳基因及機體功能等方面。

◆綜合治療是祛除雀斑的理想方法

中草藥治療雀斑，可取清熱涼血藥中犀角、生地；發散風寒藥中羌活、防風、桂枝、白芷、細辛；活血祛瘀藥中益母草、川芎、丹參等等。療斑方劑有「雀斑湯」，「柴胡桂枝湯加味」等，選用時要注意對症下藥，以免徒勞無功。

藥物治療雀斑的同時，還可以配飲「蘿蔔果汁」，蘿蔔50g，芹菜50g，蘋果半個，雪梨一個，混合榨汁滴入六分之一個檸檬汁即成，以進行輔助食療。

此外，良好的生活環境、舒暢愉快的心情，對皮膚的保護，都是治療雀斑的重要方法。

少年白髮添衰老

◇白髮，是衰老的象徵

髮為人之華冠。東方人大多有一頭烏亮純黑的頭髮，只有步入老年後，頭髮才會由黑轉白。白髮，被視為衰老的象徵。然而，有些人從小的時候起，頭髮中便多多少少夾雜著絲絲白髮，情況稍輕的，經過梳理遮掩，不會因這些白髮影響到美觀。

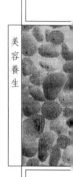

但情況嚴重的，頭髮會呈現花白，甚或滿頭銀髮，醫學上稱之為「早年白髮症」，又叫「少白頭」。這樣的病症，無疑給正處青春年華的少男少女們增添了苦惱。

◆少白頭與臟腑經絡功能失調、精氣血受損密切有關

中醫理論認為，髮與臟腑、經絡、精、氣、血的關係密切。首先「腎其華在髮」，髮與腎的關係尤為重要，《黃帝內經・素問・五臟生成篇》中說：「腎之合骨也，其榮髮」。

可見，髮的生長與腎精的充足，腎氣的旺盛，腎之陰陽的平衡密切相關。腎虛精虧是少白髮的主要成因之一。此外，毛髮與肺、心等臟器的關係也不容忽視。

◇少白髮的產生與不良刺激有關

現代醫學對於少白頭成因的認識多種多樣。一般認為，各類疾病都有可能導致少白頭形成，比如貧血、結核、傷寒、風濕以及最常見的損容誘因——內分泌失調等等；外界的不良刺激，如營養不良，精神情志因素與少白髮的發生關係十分密切。

因為精神情志受損可以引起毛囊中的毛細血管攣縮，致使毛囊的物質代謝產生障礙，毛囊中一旦缺乏氧氣和必需的營養物質，便會造成黑色素產生機能的退化，最終使頭髮變白。

因此，長期用腦過度，或心情不穩定，常遭受恐嚇、憂慮、驚慌等精神創傷，是少白髮的重要病因。除此之外，最常見的少白頭還有因遺傳基因的變異產生的「白髮病」，此種病人的頭髮全部呈雪白色，目前無法治療。

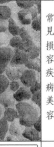

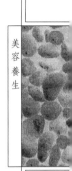

◆中醫治療少白頭，多從養血、補氣、益腎入手

我們知道，中醫認為臟器受損、精虧血虛、氣血經絡不暢是少白頭的主要病因。所以中醫治療少白頭，多從養血、補氣和益腎三方面入手。補益類草藥如熟地、黃耆、製首烏、當歸等，是治療方劑中的主要用藥。

古方有「白髮反黑方」（《千金要方》）；「烏鬚髮方」（《普濟方》）等。此外，中醫按摩、氣功之術對少白髮的刺激治療，效果也不錯。

◆合理飲食、起居有常等也是治療少白髮的必備措施

現代營養學家認為，食用動物肝臟、蛋黃、黑芝麻、核桃、黃豆、蕃茄、菠菜等富含鐵、銅等礦物質的食物，有利於黑色素的形成。所以，少白髮患者不該偏食，全面的吸收營養，是改善病情和輔助治療的有效途徑。

保持開朗的心情，注意勞逸結合，有規律的生活節奏等是治療情志因素造成少白頭的主要療法，由其他原因造成少白頭的患者應忌情志不暢，

用腦過度，以防影響治療。

俗話說：「勤梳頭，治白頭」，常常梳頭也是輔助治療「少白髮」的好方法。此外，少白頭患者除了頭髮的美觀受影響外無其他疾病，即單純性白髮患者可以採用染髮等手段以達到美髮效果。

酒皻鼻頭損容顏

◇酒皻鼻，俗稱「紅鼻子」，是一種常見的損容皮膚疾病。

舞台上被醜化了的角色常常在化妝中將鼻子點成紅色，達到一種喜劇效果，可見，紅色的鼻子不代表美。所以，現實生活中若有人長了「紅鼻子」，會感到十分煩惱。「紅鼻子」是損容疾病「酒皻鼻」的俗稱，又因為其形色似釀酒所剩的渣滓，通常又被叫做「酒糟鼻子」。

酒皻鼻其實是一種皮膚病，除了好發於鼻頭外，還常見於前額、雙頰及下頦，發病過程分為「紅斑期」和「鼻贅期」兩個階段。「紅斑期」的表現為皮膚泛紅，局部毛細血管擴張，表皮呈現出明顯的血絲，此時就應引起重視。

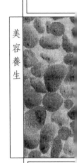

酒皶鼻發展到「鼻贅期」時，已經極其嚴重地危害到面容美觀，生有成批的丘疹及膿疱，久而久之，鼻端增肥變厚，疹疱化為鼻贅，呈現紫紅顏色，不易治癒。

◆產生酒皶鼻的主要機理是肺胃蘊熱

中醫傳統理論認為酒皶鼻之成因為肺胃有熱。中醫認為鼻為肺之竅，若肺熱⑱內蘊，則上蒸於鼻竅，成為酒皶鼻的誘因之一。此外，胃與脾臟相為表裡，相尅相生，休憩相關，胃熱盛則致脾內蘊熱，由五臟所主之理論，脾主肌肉，熱邪⑲蘊脾，發於肌肉。

所以肺與胃若皆有熱，則上熏於鼻竅，使鼻端肌肉潰爛，引發皶鼻。外感之熱邪可致肺熱，飲食辛甘可使脾胃蘊熱，所以外感與飲食又成為酒皶鼻之產生的誘因。

◇現代醫學對酒皶鼻的認識尚無定論

現代醫學在沒有完全掌握酒皶鼻的最明確成因資料前，認為其發病原因尚不清楚，保持著審慎的觀望態度。只是少數學者提出某些猜測與假想，懷疑酒皶鼻的發病與遺傳、內分泌失調、顏面部血管舒縮神經失調、毛細管長期擴張，或毛囊蟲感染等因素有關。

還有人從中醫學對酒皶鼻的原因認識理論出發，推測酒皶鼻的發生，與嗜食刺激性食物、酗酒、腸胃功能紊亂等有關。

此外，情緒不穩定、冷熱刺激、各種內臟慢性疾病等都可能誘發酒皶鼻。

◇綜合治療是祛除酒皶鼻的最佳方法

治療酒皶鼻可以採用類似治療粉刺的方法，以清熱涼血、化瘀散結為原則。可取石膏、知母、連翹、銀花煎汁與粳米熬成粥作為食療。也可以用使君子一味，取仁炒香，經麻油浸泡一週後，每日服食3～5枚進行治療。在用於治療酒齇鼻的藥物中，檳榔、硫磺等殺蟲藥的頻繁使用可以稱得上是一大特色。

針灸、冰凍以及現代醫學所用的電解、外科手術等，都是治療酒齇鼻的可行方法。酒齇鼻的外形、色澤、好發部位等眾多特性，皆與粉刺相似，而且它們同樣好發於油性皮膚者，所以，酒齇鼻患者應該與粉刺患者一樣，養成良好的衛生習慣，編排清淡的飲食譜，保持舒暢開朗的心情。

尤其在酒齇鼻剛處在「紅斑期」時，更應戒掉辛辣肥甘的食物，注意皮膚的保養，防止它進入「鼻贅期」。

審因論治令髮生

◇脫髮，令人失之華冠

古人常用「青絲如雲」來形容美貌女子。可見，濃密茂盛的頭髮對儀表美具有不可忽視的作用。頭髮不僅為人之華冠，妝點美化容顏，同時還保護著頭皮和大腦。

由於新陳代謝的減緩和身體功能的退化，老年人的頭髮會逐漸稀疏。但有些人，風華正茂之時，就出現了頭髮脫落的症狀，失去了自己的「華冠」，這就是一種普遍存在著的損容疾病——脫髮。

脫髮分症狀性脫髮和脂溢性脫髮兩種。症狀性脫髮是因身體健康受到損害而引起的，病發突然，不易避免。脂溢性脫髮是脫髮諸症中最常見的一種，病人表現為頭皮上有較厚的油性分泌物，頭髮光亮而稀疏，病發時

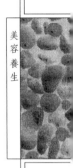

先見頭頂髮落，然後前額部頭髮逐漸脫落，並伴有頭皮搔癢。

此外，有的病人表現為頭髮乾燥無澤、稀疏、纖細，皮屑呈灰白色糠秕狀，並且塊大量多，該症狀稱為「乾燥皮脂溢出」。

◆血虛、血瘀、血熱可致髮脫

症狀性脫髮是因一些急性傳染病，或傷寒、結核、梅毒、痲風、癧癰、黃癬、毛囊炎等所引起的。此外，有些藥物，如環磷酰胺、氮芥等，亦可引起症狀性脫髮。

《醫林改錯》中道：「傷寒，溫病後頭髮脫落，各醫書皆言傷血，不知皮裡肉外血瘀，阻塞血絡，新血不能養故髮脫落，無病脫髮，亦是血瘀」，可見血瘀為髮落之要因。

《諸病源候論．毛髮病諸候》中說：「若血氣盛，則榮手鬚髮，故鬚髮美；若血氣衰弱，經脈虛竭，不能榮潤，故鬚髮禿落……」。除血瘀外，血虛也為一病因。另外，中醫學把乾燥皮脂溢出所致脫髮的病機另分一類，認為其因是肌熱當風，風邪侵入衛氣分，鬱於毛孔，久而化燥，使肌膚毛髮失養。

◇引起脫髮的病理因素紛繁複雜

現代醫學病理學認為，脂溢性脫髮的病因是內分泌失常，性腺激素平衡失調，或大量攝取高脂肪食品，皮脂代謝亢進，皮脂分泌過多，積累壓迫髮根毛囊，因而阻礙頭髮生長而引起脫落。

非脂溢性脫髮同樣與性激素失於平衡有關，但造成非脂溢性脫髮的原因較為複雜。腸胃消化功能紊亂，神經功能障礙，細菌感染，飲食不當，及對頭髮的護理不當等都會引起正常頭髮的脫落。

◇古方療法，別具特色

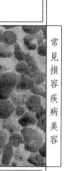

清代名醫王清任所著《醫林改錯》中載有通竅活血湯一方，此方為治療脂溢性脫髮的代表方劑，所用藥材為桃仁10g，紅花10g，川芎10g，

赤芍10g，丹參15g，歸尾10g，老蔥3根，鮮生薑5片，紅棗5枚，白芷（原方為麝香，但因藥源缺乏，現在多以白芷代替）5g後下，上藥置於冷水中浸泡15分鐘，煎沸後20分鐘，入黃酒適量，再煎服片刻，每晚臨臥時飲服，連服15～30天後便可見到療效。

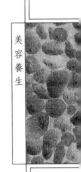

另一張「枇杷清肺飲加減」方，也是治療脂溢性脫髮的驗方，此方以生石膏15g，生山楂15g，桑白皮15g，白蒺藜12g，枇杷葉12g，白芍12g，生側柏12g，旱蓮草12g，茯苓10g，龍膽草6g，白蘚皮10g，何首烏12g入藥，以水煎服，每晚一劑。中醫治療非脂溢性脫髮的驗方也有不少，如《太平聖惠方》中「全髮不落方」，《千金要方》中桑葉、麻葉煎煮取汁的洗劑，以及《本草綱目》中記載的專門治療症狀性脫髮的「病後髮落方」等等。

中國食療藥膳對於改善和減輕脫髮患者的病情也有顯著的效果，「枸杞山藥湯」，「山藥藕粥」等製作方法簡便，又香醇可口，並兼有養腎益陰、益氣活血等藥效，為中醫療法一大特色。

養血祛風治斑禿

◇「油風」——侷限性斑塊脫髮

斑禿是一種侷限性斑塊脫髮，也就是我們常說的「鬼剃頭」，中醫稱之為「油風」。斑禿的發病部位頭皮異常光滑，不痛不癢，無紅腫現象，病人無自覺症狀，常在一夜之間突然發病。

大部分斑禿病人的頭髮可以逐漸恢復，但個別病情嚴重的病人，脫髮區會不斷擴大，甚至全部頭髮都脫光，有時連眉毛、鬍子等也出現脫落症狀，此種症狀稱為「普脫」。

◇外感風、燥之邪，內傷肝臟之氣易引發斑禿

中醫學認為，引起斑禿的主要原因是營養不足，無以榮養皮膚，以致

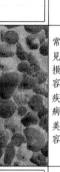

毛孔開張，風邪乘虛襲入，風勝血燥；或因肝氣鬱結，以致氣滯血瘀，髮失所養。傳統中醫理論認為，七情與肝臟的關係頗為密切，情志不舒易致肝氣鬱結，為斑禿的間接誘發因素。

◇斑禿的發生離不開精神因素

現代醫學研究表明，斑禿的發生與遺傳有關，可能是一種自身免疫性疾病，精神過度緊張、煩悶、急燥、憤怒或用腦過度，突如其來的精神創傷等，是此病的誘因，這一觀點與中醫傳統學說相一致。

另一觀點把精神因素列為斑禿的直接因素，認為大腦的神經功能紊亂令毛髮部位的毛細血管長時間持續收縮，毛髮根部血液供應不足，毛囊缺少氧氣和營養物質，導致局部頭髮脫落。

◇中醫療法，以補腎、養血、祛風為原則

中醫治療斑禿，以補腎、養血、祛風為主要原則。中草藥養血一類藥

中，當首推當歸，除此之外還有熟地、首烏、白芍、阿膠等，理血藥有側柏葉、川芎，運用這些藥物調配得當，製成湯劑飲服，或蜜調為丸劑服用，可涼血長髮。

蜈蚣為平肝息風之要藥，以生蜈蚣入白酒中泡製，外擦患處，日行3～5次，對於斑禿也有較好的療效。

民間治療斑禿，用新鮮的生薑和蒜頭切片後，蘸醋摩擦患處，療效也頗為顯著。

◇情志調暢，助新髮生長

在斑禿的治療期間，應配合病人的自我精神調節，使情志精神處於最佳狀態。事實證明，良好的精神狀態，加上充足的睡眠，合理的飲食結構和勞逸適當且有規律的生活，會使發病部位很快生長出新的毛髮。

註：

① **營氣**

乃運行於脈管中的精氣，生於水谷，源於脾胃，出於中焦，其性柔順，有化生血液、營養周身的作用。「營氣」的運行從中焦上注手太陰肺經，然後通過全身的經脈不停地運轉，營養人體上下、內外各個部分。所以從生理的角度而言，營氣就是指血液的作用。

② **衛氣**

「衛氣」是人體陽氣的一部分，生於水谷，源於脾胃，出於上焦，行於脈外，其性剛悍，不受經脈的約束，氣行迅速而滑利。它的運行，內而臟腑，外則肌表腠理，無所不到。它既能溫養臟腑，又有溫潤肌膚、滋養「腠理」、啟閉汗孔等重要功能。因為這種氣以具有保衛肌表、抗禦外邪的作用為特點，所以叫做「衛氣」。

③ **疏風**

即疏散風邪。治療外感風邪，使用善於祛風的藥物。風寒表證用防風、白芷、藁本等；風濕證骨節疼痛用羌活、桂枝等。

④解表

即汗法。汗法能解除在表之邪，故稱。

⑤疥瘡

此瘡多生於手指，尤以指縫為最，刺癢難忍。其發病是由於疥蟲潛隱皮膚，輾轉攻行，引致患部發癢鑽刺，甚則傳遍肢體。有因抓搔破皮而繼發化膿感染者，多成「膿窩疥」。

⑥精血

血的生成，本源於先天之精。人在出生以後，血液的再生，來源於後天飲食，靠中焦脾胃的氣化，吸收飲食中的精微物質加以變化而成。精的生成，同樣是靠後天飲食的化生，所以有「精血同源」之說。精氣是臟腑機能活動的物質基礎，精血的盈虧是象徵人體健康的重要標誌之一。由於腎主藏精，肝主藏血，故臨床上精血不足的病症，往往須用補肝益腎等法治療。

⑦腎虛

也稱「腎虧」。是腎臟精氣不足的病變。一般症狀有精神疲乏、頭暈耳鳴、健忘、腰酸、遺精、陽痿等。

⑧風

病因，六淫之一。常與其他病邪結合而致病，如「風寒」、「風熱」、「風濕」、「風燥」等。風為陽邪，發病症狀每有游走性和多變性。

⑨營血

從生理的角度說，營血就是指血液。

⑩氣滯

指體內氣的運行不暢，於某一部位產生阻滯的病理。臨床表現主要是局部出現脹滿或疼痛的症狀。氣滯久則可引起血瘀，形成「氣滯血瘀」，使局部的疼痛加劇「刺痛拒按」，甚則結成腫塊或腐損肌肉。

⑪癰

凡腫瘍表現為紅腫高起，焮熱疼痛，周圍界限清楚，在未成膿之前無瘡頭而易消散，已成膿易潰破，潰後膿液稠粘，瘡口易斂的，都稱為「癰」。癰即氣血受毒邪所固而壅塞不通之意，屬陽證，初起常伴有實熱證候，如身熱、口渴、便秘、尿赤、舌紅苔黃、脈洪數有力等。分「外癰」、「內癰」兩大類。

⑫**寬中（疏鬱理氣、寬胸、解鬱、開鬱）**

是治療因情志抑鬱而引起氣滯的方法。出現胸膈痞悶、兩脇及小腹脹痛等症，用香附、延胡索、烏藥、廣木香等藥。

⑬**下氣（降氣）**

是治療氣上逆的方法。使用降氣、下氣的藥物，如蘇子、旋覆花、半夏、丁香、代赭石等，適用於喘咳、呃逆等症。「降逆下氣」屬於「降氣」法。

⑭**疔**

又稱為「疔瘡」。外科常見病之一。因其堅硬而根深，形如釘狀，故名。多因火熱之毒蓄結所致。疔的名稱很多，常以發病部位及症狀而定名，如「面疔」、「指疔」、「足疔」、「爛疔」、「紅絲疔」、「疫疔」等。臨床表現：初起形如粟粒，上有白色膿頭，形雖小而根深，腫硬如釘著骨，疼痛劇烈，來勢甚凶，易擴散而走黃。

⑮**祛風**

是利用藥物疏散風邪的作用，以疏散經絡、肌肉、關節間留滯的風邪的方法。風有外風、內風的區別。內風應平熄，外風應祛散。祛風法適宜於外風。分為「祛風除濕」、「疏風泄熱」、「祛風養血」、「搜風逐寒」等法。

⑯**陰虛火旺**

指陰精虧損而致虛火亢盛的病理變化。主要表現為性慾亢進、煩躁易怒、兩顴潮紅、口乾、咳血等。

⑰**肝鬱**

是「肝氣鬱」、「肝氣鬱結」的簡稱。肝有疏泄的功能，喜升發舒暢，如因情志不舒，惱怒傷肝，或因其他原因影響氣機升發和疏泄，就會引起肝鬱的病症。其表現主要有兩脇脹滿或竄動，胸悶不舒，且脇痛常隨情緒變化而增減。肝氣上逆於咽喉，使咽中似有異物梗阻的感覺；肝氣橫逆，侵犯脾胃，胃失和降而脘痛、嘔逆、吐酸水、飲食不振；脾氣失和就發生腹痛、腹瀉。肝氣鬱結而致氣滯血瘀，則脇部刺痛不移，或逐漸產生癥瘕積聚。此外，如月經不調、神經官能症、慢性肝膽疾患、肝脾腫大、消化不良等病症也常和肝氣鬱結有關。

⑱**肺熱**

熱邪犯肺，肺受熱灼所出現的肺熱證，臨床以面頰紅赤、咳嗽痰稠、胸痛、甚則喘促、咯血為特徵。

⑲**熱邪**

(1)病因：即「邪熱」。(2)症狀：指外邪引起的發熱。

⑳**癤**

指皮膚上紅、腫、熱、痛、根淺的小結節，是由於內蘊熱毒，或外觸暑熱之邪而發。多發生於夏秋季節。結節初起較硬、圓形，腫勢局限，易消，易潰，數天後化膿，排出膿頭而癒。癤是急性化膿性毛囊和毛囊周圍炎症。

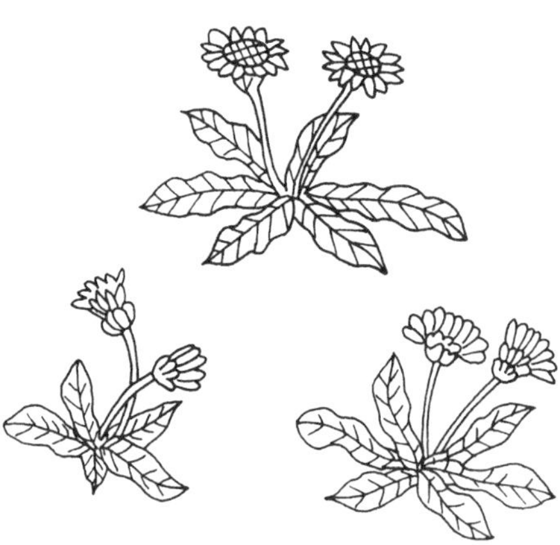

國家圖書館出版品預行編目資料

老中醫的養顏秘方／李蓓、張坤坤、李廣清作
－－第一版－－ 台北市：知青頻道出版；
紅螞蟻圖書發行，2008.08
面　　公分.－－（健康 IQ；31）
ISBN 978-986-6643-24-8 (平裝)

1.中醫 2.美容
413　　97010824

健康 IQ 31

老中醫的養顏秘方

總 策 劃／周亞菲
作　　者／李蓓、張坤坤、李廣清
美術構成／林美琪
校　　對／周英嬌
發 行 人／賴秀珍
榮譽總監／張錦基
總 編 輯／何南輝
出　　版／知青頻道出版有限公司
發　　行／紅螞蟻圖書有限公司
地　　址／台北市內湖區舊宗路二段121巷28號4F
網　　站／ www.e-redant.com
郵撥帳號／1604621-1　紅螞蟻圖書有限公司
電　　話／(02)2795-3656（代表號）
傳　　眞／(02)2795-4100
登 記 證／局版北市業字第796號
數位閱聽／ www.onlinebook.com
港澳總經銷／和平圖書有限公司
地　　址／香港柴灣嘉業街12號百樂門大廈17F
電　　話／(852)2804-6687
新馬總經銷／諾文文化事業私人有限公司
新 加 坡／ TEL:(65)6462-6141　FAX:(65)6469-4043
馬來西亞／ TEL:(603)9179-6333　FAX:(603)9179-6060
法律顧問／許晏賓律師
印 刷 廠／鴻運彩色印刷有限公司
出版日期／2008年 8 月　第一版第一刷

定價 220 元　港幣 73 元

ISBN 978-986-6643-24-8　　Printed in Taiwan